米国ビジョントレーナーが教える

眼を動かすだけ 1分間 超集中法

北出勝也
KITADE KATSUYA

光文社

はじめに

―世界チャンピオン村田選手との出会い―

「ええっ、こんなに眼が動かないなんて！」

２０１５年の12月、ロンドンオリンピック金メダリストの村《むら》田《た》諒《りょう》太《た》選手の眼の動きを初めてチェックしたとき、私は驚きを隠せませんでした。

相手の動きが見えにくいことがあるということで、元ボクシングWBA世界スーパーフライ級チャンピオンの飯《いい》田《だ》覚《さと》士《し》さん（現役時代に眼のトレーニングをされていました）のご紹介で、プロに転向した村田選手の眼の動きをチェックさせていただくことになったのです。それが、村田選手と私との出会いでした。

オリンピックで日本人ボクサーが金メダルを獲得したのは、１９６４年以来の快挙でした。しかも村田選手の階級は、最も選手層が厚く、体格のいい欧米の選手に有利なミドル級。日本人選手の誰も、この階級で金メダルを獲得したことはありませんでした。

　これほどの素晴らしい実績をもつ選手が、眼を十分に使えていないなんて……。

　具体的にいえば、眼を動かしているときに眉間《みけん》にシワが寄ったり、また、眼ではなく顔を動かしてものを見たりしていたのです。ボクシングの選手で眼が動きにくいということは、視野が狭くなり、試合のときに大きなハンデにもなります。

　驚いたと同時に、私は内心、村田選手に対して期待が高まり、ワクワクしました。

「こんなに眼が動かない状態で金メダルが取れたということは、眼のトレーニングをしたら、どれほど素晴らしい選手になるのだろう」

　その後、村田選手は毎日熱心に眼のトレーニングを続けました。私から見てもみるみる眼の動きが改善され、本人も、トレーニングを始めてから視野も広がり、相手のパンチが見やすく、ゆっくりに感じられるようになったといいます。

　２０１９年12月23日に横浜アリーナで行われたスティーブン・バトラーとの防衛戦

にも、見事に完勝されました。相手の状態がしっかりとよく見えて、落ち着いて戦っておられるようでした。２０２０年夏、東京オリンピック前後に開催されると言われる強敵との試合に向けて、さらに視覚能力を鍛えていかれることを期待しています。

―眼のトレーニングが毎日のパフォーマンスを上げる―

神戸の眼鏡店に生まれた私にとって、「眼」や「視覚」というのは物心ついたころから常に身近なジャンルでした。

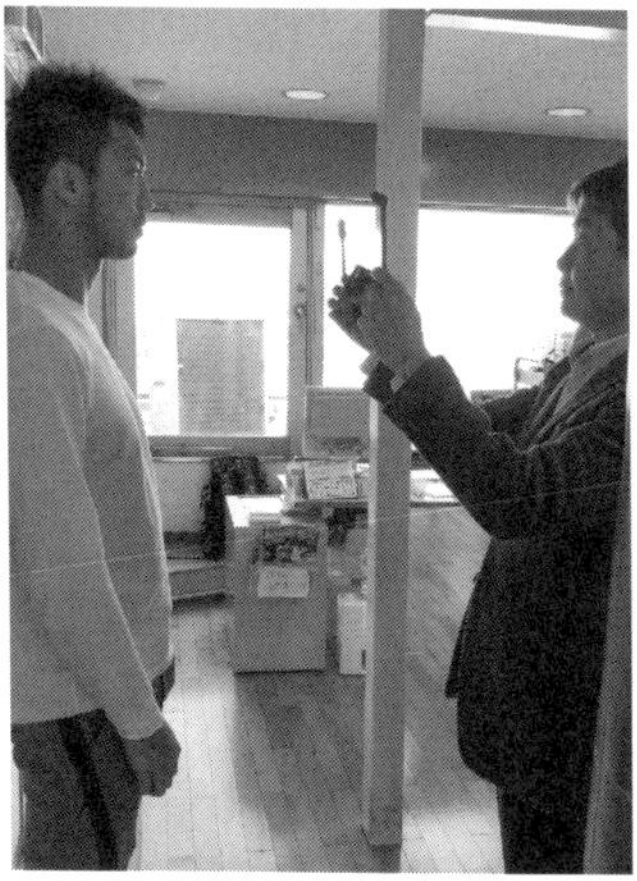

村田選手のトレーニング風景

大学を卒業したあと、家業を継ぐために名古屋の眼鏡専門学校で専門知識を学んだ私は、すぐに神戸に戻ることなく、そのままアメリカのオレゴン州の大学院に留学しました。といっても、当時はさして高い志を持っていたわけではなく、眼鏡店を継ぐにあたって「アメリカを見物するついでに何かプラスになる知識を身につけられればいいな」といった程度に考えていました。

ところが、アメリカは視覚研究の先進国。視力の矯正ばかりが重視される日本と異なり、視る力のトレーニングによって、スポーツ選手のパフォーマンスを向上させたり、発達障害の子どものサポートをしたり、日本ではまずあり得ない取り組みが活発におこなわれていました。眼鏡店で生まれ育った私ですら、あまりのレベルと考え方の違いに、愕然《がくぜん》としたものです。

あまり意識されることはありませんが、**眼もまた、腕や足と同じように筋肉で動く器官です。**眼球の周囲には主に６つの筋肉があり、それらの動きによって目標物を視覚に捉える眼球運動がコントロールされています。筋肉ですから、トレーニングによって鍛えることができるのは当然のこと。そして、鍛えることで多くの人々が抱える悩みを解消できると知ったことが、私にとって転機となりました。

私は４年かけて大学院を卒業し、「オプトメトリー・ドクター（検眼士）」という資格を取得し、日本に帰国しました。これはアメリカでは１００年以上の歴史を持つ国家資格でありながら、日本ではほんの十数名しか保持していない、ほとんど注目されることのなかった資格です。

１９９９年に帰国してからは、全国の教育機関での講演や書籍の執筆、プロアスリートへのトレーニングなどを通して、ビジョントレーニングの普及に努めています。

簡単にいえば、眼科医が眼の病気を治す役割を担うのに対し、オプトメトリー・ドクターは「視る力」の改善を担当する立場です。

「視る力」とは、単純に遠くを見る視力だけではなく、眼球の働きのすべてと、脳で形を捉える視空間認知機能などを意味しています。これを適切に鍛えることで、集中力や作業効率が向上し、さらに中高年の人であれば物忘れや認知症の予防など、さまざまな効果が得られることが科学的に判明しています。

　そうした眼球の働きを鍛えるメソッドをまとめたトレーニングが、ビジョントレーニング、すなわち「視る力のトレーニング」です。本書では誰もが手軽にできるトレーニング法をレクチャーし、健やかで豊かな生活をサポートすることを目的としています。「視る力」とは何かを知り、ぜひ、本書で紹介するビジョントレーニングを行ってみてください。

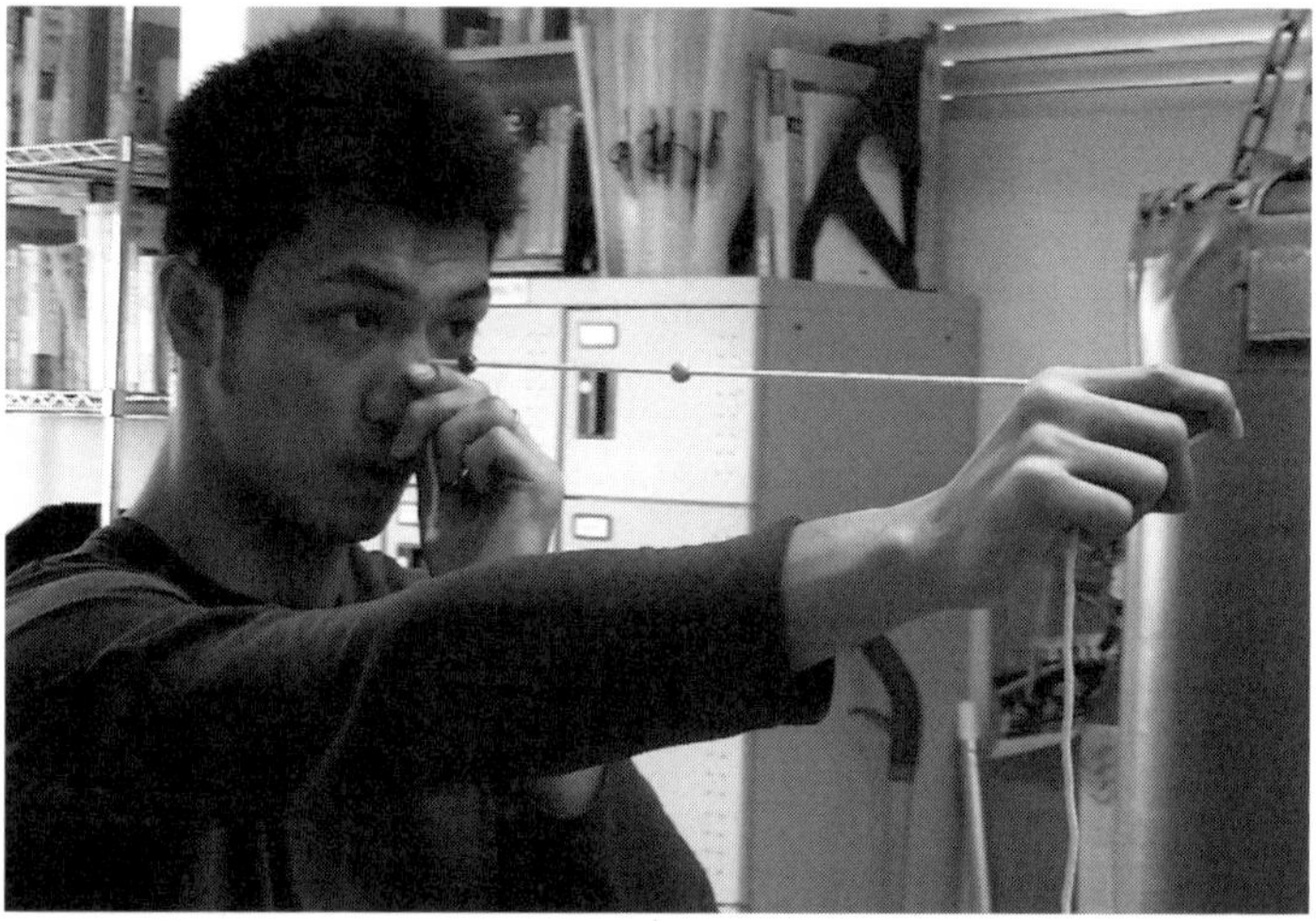

ひもを使い両眼のチームワークを鍛えるトレーニングをする村田選手

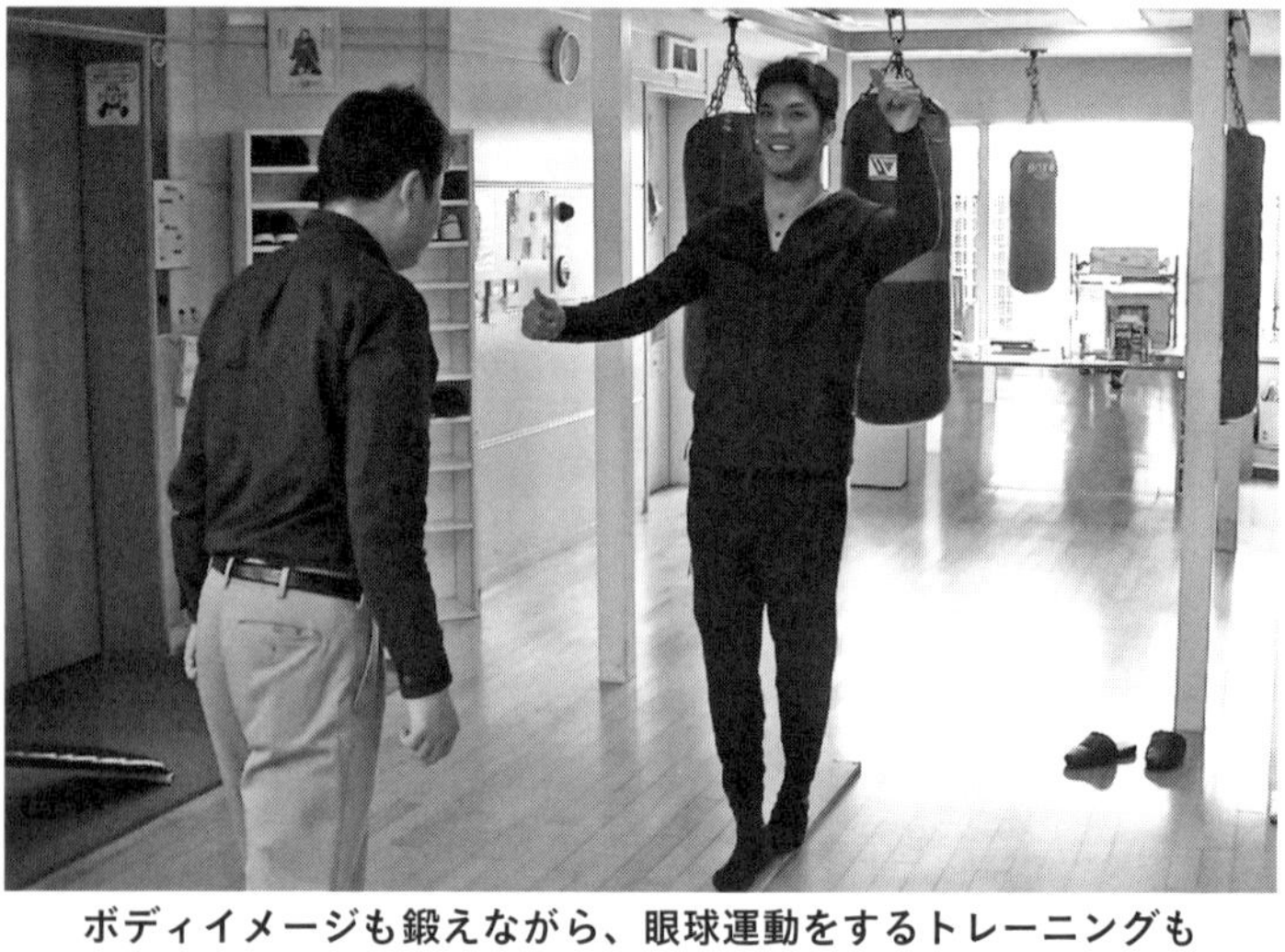

ボディイメージも鍛えながら、眼球運動をするトレーニングも

眼を動かすだけ

1分間超集中法

／もくじ

Part 1 不調やミスの原因は「視覚」にあった

Part 2 「視る力」を鍛えれば生活が変わる!

Part 3 「1分」でできるメンタル・リセット術

Part 4 「1分」で頭も体も目覚めるアイ・トレーニング

Part 5 集中力を高める5分間トレーニング

ブックデザイン／原田恵都子（Harada＋Harada）
編集協力／友清 哲
図版作成／株式会社ウエイド
本文写真／光文社写真室（大場千里）
撮影モデル／中尾梨沙

Part 1

不調やミスの原因は「視覚」にあった

「視る力」とは何か？

私たちはふだん、とくに意識をすることはなくても全身の筋肉を使い、心肺の機能によって酸素や血液を循環させ、脳で思考しながら活動しています。それは、眼も同じです。

しかし、「視る力」を意識しながら生活している人は、意外と少ないのではないでしょうか。

いうまでもなく、私たちは日頃から2つの眼を駆使して、歩いたり本を読んだりしています。それにもかかわらず、「視る力」があまり注目されることがないのは、考えてみれば不思議なことです。

ここでいう「視る力」とは、単なる視力を意味するものではありません。

視界に映った情報を正確に捉え、それを脳で迅速に処理すること。つまり、眼を通したトータルな能力を指しています。

そして、こうした「視る力」は、私たちの生活のいたるところに大きな影響をあた

えているのです。たとえば……、

急ぎの仕事があるのに、どうしても作業に集中できない。
大事なところを見落とし、読み間違いが多い。
1日中パソコンに向かっているのに、どうにも能率が上がらない。
真面目に取り組んでいるのに、作業内容にケアレスミスが多い。
スポーツ、特に球技や、車の運転は自信がない。

こんな悩みにさいなまれた経験はないでしょうか。

人の集中力は、疲労や体調など心身のコンディションに大きな影響を受けます。そのため、たいていの人は「少し休めば回復するだろう」と思い、その原因を深く考えようとはしません。

しかしじつは、不調の原因が「視覚」にあるとしたらどうでしょう？「視る力」が適切に機能していないために、集中力や注意力など、思わぬところに悪影響を及ぼしているのだとしたら――。

人は視力が衰えてきたり、老眼の影響を感じたときには、敏感にそれを察知します。それまでクリアに見えていたものが視認しにくくなれば、誰しも異変を感じて当然でしょう。

ところが、トータルな意味での「視る力」の低下には、意外なほど鈍感なものなのです。

そこでまずは、**日常で感じているささいな不便や不都合の原因が、眼にあるという仮説**を立ててみることから始めましょう。

「視る力」が低下していることにより、物事を的確に認識できていなかったり、情報を的確に処理できていなかったり、あるいは脳や精神のコンディションを正常に保つことができなくなる。これは日常的によく起こっていることです。

もしもあなたの不調の原因が眼にあるのであれば、それは「視る力のトレーニング」によって大きく改善できる可能性があるのです。

眼を動かす力が弱っている現代人

眼を動かす力が弱くなってしまうと、速く眼を動かして作業をするときの効率が落ちてしまったり、視野が狭くなって、注意力が広範囲に行き届かない、といった問題が起きます。作業の効率が悪い、見落としや見間違いが多いといった**仕事上のミスも、実は眼球運動の問題が原因ということもあります。**

スポーツ、特に球技や、車の運転が苦手だという人は少なくないと思いますが、そのようなことも、眼を動かす力と大きくかかわっています。球技が苦手な人は、もともと眼球運動の力がよく発達していなかったことに原因があるということもあります。

また、小学生のときに字を読むことが難しかったり、字を書き写すことが難しかったりした人は、能力の問題ではなく、眼を動かす力が弱かったということがあります。中学生になって勉強のスピードが上がってから、先生が板書するスピードについていけず、気まずい思いをしながら友達にノートを借りていた人もいることでしょう。ビジョントレーニングを受けることで、読むことが上手になったり、書き写す力がついて自信がつく子もたくさんいます。

ただ、トレーニングで改善することがまだまだ知られていないために、対策を講じられないまま大人になってしまった人が多くいます。それは、「はじめに」でも述べたように、日本では「視る力」を鍛えることが教育の場でおろそかになっていることも関係します。

集中力が続かない本当の原因は？

「見る」ということには集中力が大きく関わる

視覚というのは、私たちの日常生活と密接にかかわっている重要なセンサーです。

それだけに、自覚がなくても十分に作動していなければ、生活に思いがけない弊害をもたらすことがあります。

そのわかりやすい一例が、集中力です。

眼でものを見ることと集中力がなぜ関係するのか、疑問に思う人も多いでしょう。

しかし眼と脳は、深い関係を持っているのです。

人は視覚でものを捉えた際、脳の「視覚野《しかくや》」と呼ばれる部位でその情報を処理しています。そして、認識した情報に基づいて、脳の前頭葉《ぜんとうよう》が司令を体の各部位へ送ることになります。

たとえば、眼の前のグラスを手に取ろうとするときや、前から歩いてくる人をよけようとするときなど、すべては視覚情報をもとに脳が下した司令によって次の行動をとっています。

このとき、そもそも視覚からの情報を脳が正しくキャッチできていなければ、正しい司令を送ることはできません。

これは、漠然とした地図では目的地にまっすぐたどりつけないことと同じです。たとえば、手元からおよそ40センチ先に置いてあると認識したグラスを取ろうとしたものの、実際には35センチ先にあった場合、指先がグラスにつっかえてしまい、倒して中身をこぼしてしまうようなトラブルが起こります。

きっとみなさんのまわりにもいるでしょう。すぐにものを落としたり、つまずいて転んだりするそそっかしい人が。もしかするとこれも、視覚機能の不備に原因があるのかもしれません。

人は認識している視覚情報が不正確であると、的確な行動を取ることができない生き物なのです。

そこで着目してほしいのが、**「アイ・コントロール（眼球運動）」**という概念です。これはつまり、眼球もまた、手や足と同じように、脳との相関関係を持つ運動器官のひとつであるという考え方に基づいています。

アイコントロールが不十分な状態にあると、視覚情報があいまいになってしまい、仕事の効率も集中力も低下します。みなさんが日頃から感じている不調の一因は、案外ここにあるかもしれません。

もうおわかりでしょう。**「視る力のトレーニング」とは、このアイ・コントロールを適切に機能させるためのトレーニング**でもあるのです。

—飛んでくるボールをうまく受け取れない—

じつは私自身、学生時代にこのアイ・コントロールに悩まされたことがありました。

私は中学校から大学までアメリカンフットボール部に所属していたのですが、ある時期からチームメイトから飛んでくるパスを、上手に受け取ることができない傾向があることに気づいたのです。

プレーの重要な場面でボールを受けることがうまくできず、当時、とても悩んでいましたが、ついにボールを触らずに相手に体当たりするのが専門のポジションに回されてしまいました。

単純に技術やセンスが足りないのだと思い、必死にウェイトトレーニングを増やして筋肉をつけることでどうにかしようとあがいていましたが、そのうち首にケガをしてしまったことがきっかけで、私は結局、大学2年生のときに競技をあきらめることとなりました。

もちろん、これがプレイヤーとしての才能の限界であるなら致し方のないことです。しかし、私は後にアメリカの大学院で、自分の「視る力」に、思いもよらぬ弱点があることを知るのです。

カギとなるのは「両眼を寄せる力」

自分がどのくらい的確にものを「見る」ことができているか。子どものころから「視力」はよかった私にとって、それは、考えてもみなかった視点でした。自分の「視る力」に問題があるなど考えもしませんでしたし、視力検査はあるものの、視覚機能をチェックする機会など、当時の日本ではそうそうありませんでした。

ただ振り返ってみると、学生時代だけでなく、子どものころから「視る力」の弱さを思わせるような「苦手なこと」が日常的にありました。たとえば本を読んでいると、1行が二重に見えていたりすることがよくありました。上手にすらすら読めないことに対するいら立ちやもどかしさはありましたが、自分の見え方と他の人の見え方とは比較できませんので、そういうものなのだと思っていました。

大人になってからは、論文を読むにも英語の文章が二重に見えてしまい、読みづらくて困っていました。そこでアメリカの大学院で眼球運動を細かく調べてもらったところ、自分は両眼を中央に「寄せる」力が極端に弱いことがわかったのです。

では、両眼を寄せる力が弱いと何が起こるのか。簡単にいえば、近くのものが見づらくなるのです。

しかし、自分にとってはその見え方が普通であり、少なくとも日常生活に何も不自由は感じていなかったため、そのウィークポイントに気づく機会が得られなかったのです。これが私にとって、「視る力」のトレーニングを知る原体験となりました。

両眼を寄せる力は、自分で簡単にテストできます。親指を立てて腕をまっすぐ伸ばし、親指の爪に焦点を合わせたまま、これを少しずつ両眼の間に向けて引き寄せるのです。親指が近づいてくるにつれ、両眼は中央に寄ります。

この際、早々に親指が二重に見えてしまったり、焦点がぼやけてしまったり、見えにくくて両眼の間から10センチ以上離れたところでも眼に負荷がかかるのを感じたりするような場合は、当時の私と同様に、**両眼を寄せる力が弱い**ということになります。

きっと、多くの人が私と同様に、「視る力」が弱いことの意外な弊害に悩まされているのではないでしょうか。

　自分の眼球運動はどこまで正常に機能しているのか。ぜひ、本書74ページにある、視覚機能チェックを実践してみてください。

「眼を寄せる力」は簡単にわかる

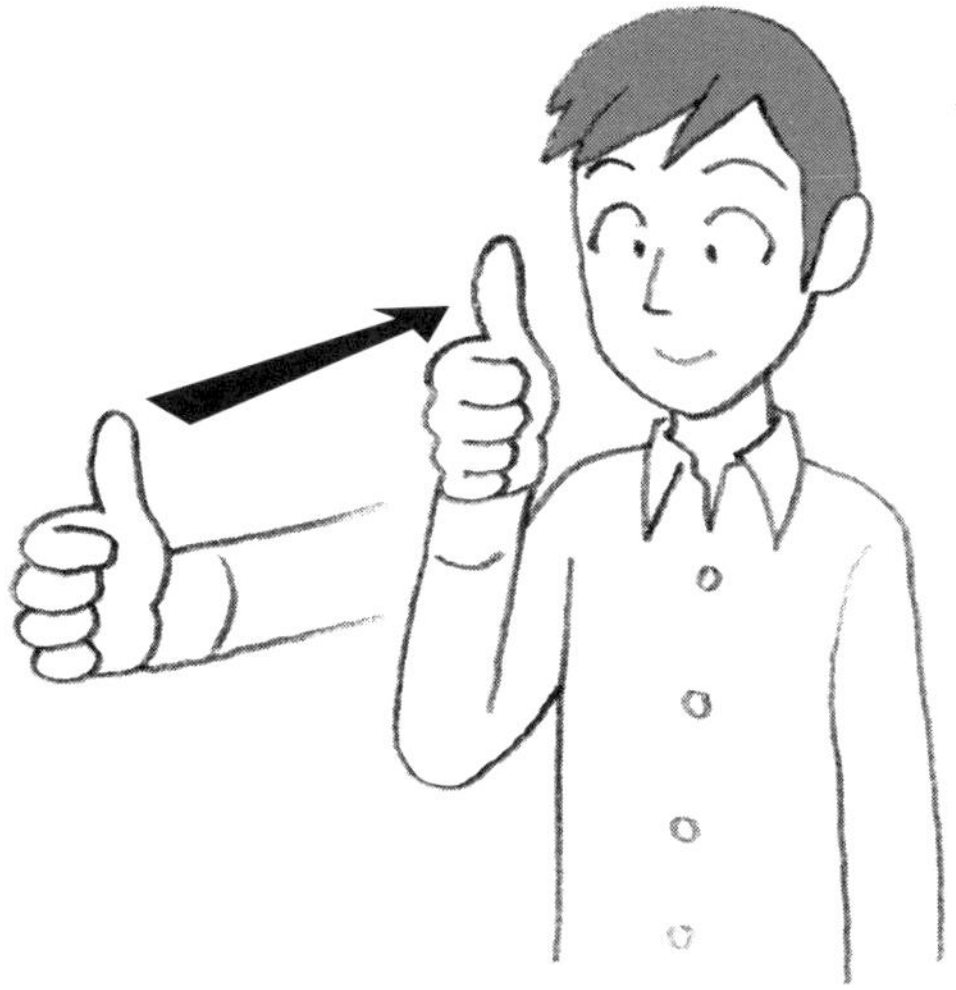

眼を寄せる力がついてくれば、鼻筋に近づけた指先をはっきりと、楽に見られるようになります

トレーニングメニューに取り入れるアスリートが増加

―サーブが見えにくい女子Ｖリーグ選手の例―

本書の冒頭で村田諒太選手のことをご紹介したように、眼球運動の改善によって実績を大きく伸ばしたアスリートが年々増えています。

ボクシングだけでなく、どのようなスポーツでも眼の力は大事ですが、とりわけ球技は、頭を使ってパス回しをしながら試合を進め、いろいろな方向から来るボールに瞬時に対応するなど、眼を使うだけでなく、眼と脳の連携が鍵となります。

女子バレーボールＶリーグ１部のチームのある選手が、最近、眼のトレーニングに来られました。

Ｖリーグの選手に選ばれるほどの実力があるので、眼の動きもある程度、一般の方よりはよいはずだと考えていたのですが、眼球運動のテストをしたところ、眼の動きの中で、苦手な方向があることがわかりました。さらに具体的にヒアリングをしてみたところ、その選手は、苦手なサーブレシーブのコースがあるといいます。そのコースが眼で捉えにくいため、いつも体を不自然に動かしてしまうということでした。

そこで、さっそく苦手な方向の改善を中心とした眼球運動トレーニングを、毎日数分おこなってもらいました。すると1週間ほど続けたところで、それまでほとんど受けられなかった苦手なサーブが、しっかりと受けられるようになってきたといいます。

それだけでなく、監督やコーチにもその効果が認められて、チームでの練習メニューや、試合前のウォーミングアップに眼球運動トレーニングが取り入れられ選手全員が実践するようになりました。

そのチームは２０１９年12月現在、リーグ首位で優勝に向けて、勝利を重ねています。このように、ひとりでも多くのスポーツ選手にも、眼のトレーニングを取り入れてパフォーマンス向上につなげていただきたいです。

―飛んでくるボールをうまく捉えられないアメフトプレイヤー―

先日、学生時代にアメリカンフットボールやっていたという、小学校の先生に出会いました。その先生は当時、頭上に飛んできたボールを受ける際に、無意識に顔も上に動いていることを仲間たちに指摘されたのです。

顔が上に動いているということは、上方向への眼の動きが十分でないということです。眼だけでボールを追うよりも無駄な動作が増えて反応が遅くなりますし、タックルをされるときに非常に危険な状態になります。

何とかこの状態を克服しようと、私が監修をした眼球運動のトレーニングビデオをＹｏｕＴｕｂｅで探し当て、ご自身でトレーニングを始められたそうです。そのことで眼の動きを改善され、顔も動かなくなり、活躍されたということです。

私自身は現役時代に改善できなかったことですが、その小学校の先生がご自身の問題を克服することができたことを知り、とてもうれしく思いました。

このように「視る力」をつけるトレーニングは、プロのアスリートだけでなく、スポーツを日常的に楽しむ一般の方々にまで少しずつ関心が高まってきているように感じています。

「眼」にとって外敵だらけの現代社会

眼精疲労も「眼の運動不足」が関係している

眼球運動の力が十分でなく、「視る力」に問題を抱えていると、日常生活において眼球そのものに大きな負担がかかります。疲れ目もそのひとつ。

眼の疲れのことを**「眼精疲労」**と呼びます。

長時間にわたってテレビやパソコンの画面を眺めたあとや、小さな文字の長文を読み終えたあとなど、頭痛や肩こりなどの症状に悩まされることが誰しもあるでしょう。

これらは典型的な眼精疲労の弊害です。

眼精疲労は、眼球運動の不十分さから起こることも多いのです。たとえば、こんなことはないでしょうか。

―眼精疲労度チェックポイント―

- □近くを見ていると、ものがぼやけることがある
- □近くを見ていると、字が二重に見えることがある
- □文字や行を飛ばして読んでしまうことがある
- □読むことが極端に遅い
- □近くを見ているとすぐに眼が疲れ、痛みを感じることもある
- □近くを長く見ていると、頭痛が起こりやすい
- □近くを長く見ていると、肩がこりやすい

私たちの生活にはスマートフォンやパソコンなどが手放せなくなり、狭い範囲でものを見る機会が多くなる一方で、眼を動かす機会が著しく減っています。小さい画面をずーっと凝視することが多くなり、それが原因となり、眼球のまわりについている眼を動かす筋肉がほとんど固まってしまっているのです。

これは、**眼の運動不足**といってもいいでしょう。

たとえ自覚がなくとも、そうした行動が習慣化していれば、否が応でも眼精疲労は

蓄積されていきます。気づかないうちに眼精疲労を溜め込んでいると、結果として集中力が保てず、何をやってもうまくいかない悪《あ》しきスパイラルに陥ってしまうこともあります。

さらに悪化すると、疲労から倦怠感につながり、良質な睡眠を阻害し、頭痛や肩こりから慢性的にイライラした状態になるなど、影響は仕事面にも日常生活にも及んでしまいます。

これでは、健やかな生活を維持することなどできるわけがないのです。

―「眼を休める」だけでは眼の疲労は取れない―

さらに困ったことに、**眼精疲労はただ眼を休めるだけでは、十分な回復が見込めません。**なぜなら、眼精疲労の原因はひとつではなく、生活まわりのあらゆるシーンに原因があるからです。

そうでなくても情報化社会といわれて久しい現在、人は普通に暮らしているだけでも、自然と眼を「酷使《こくし》」するのが当たり前の環境に置かれています。

電車の中や喫茶店での一服中、あるいは就寝前など、ついついスマートフォンの小さな画面に見入ってしまう人は少なくないでしょう。

そもそも光源であるモニターを長く注視することは、眼にとっては大きなダメージのもとです。身のまわりのものがどんどん電子化されていく昨今、お風呂の給湯器の設定をおこなうパネルすら、電子モニターが採用されているのが当たり前になりつつあります。

最近では「ＶＤＴ症候群（Visual Display Terminal症候群）」という病名もつけられているほど深刻で、生活は飛躍的に便利になりましたが、眼にとってこれほど外敵だらけの時代は過去に例がありません。私たちが自覚することなく眼に負荷を抱え込んでしまうのも、やむを得ないといえるでしょう。

ただ眼精疲労も、ビジョントレーニングで眼球運動をおこなうことで、解消されていくこともあります。

眼の筋肉の凝り固まりや、脳の凝り固まりは、眼を動かし、いろいろなところを見ることでほぐされていきますし、脳の血流もよくなって、脳の疲労も回復されていくのです。

ただし、眼精疲労に関するすべての症状が、「視る力のトレーニング」で改善できるわけではありません。

なかには遠視や近視、乱視、左右の度数が大きく違う不同視など、眼の屈折異常によって起きているものもあります。両眼の向きが大きくずれる「斜《しゃ》位《い》」があることもあります。原因によっては眼鏡などの屈折矯正や眼位のプリズムによる矯正、医療的なアプローチも必要です。症状が深刻である場合は、まずは眼科医に相談してください。

増え続ける、眼の不調に悩む人

なぜ視覚機能にかかわる相談が増えているのか？　その理由は複数考えられます。たとえば昔と比べて、幼少期に屋外で体を動かす機会が減り、家の中でゲームをやって遊ぶ子どもが増えていることも原因のひとつ。眼と体を大きく動かしたり、ものを見てさわったりするような体験は、視覚機能を発達させるうえで不可欠です。

近畿大学大学院を卒業された橘《たちばな》　直哉《なおや》さんの研究によれば、同大学の学生の約5人に1人が、中学生時代から視覚機能の問題を自覚し、生活の中で困り感を持っていたということです。

視覚機能が低下すると、あまり自覚はなくても文章をスムーズに読むことができなくなり、資料の読み込みに時間がかかったり、その内容を正確に認識できなかったり、過剰に眼が疲れやすかったりするなど、さまざまな影響が表れます。

書類を正確に認識できず、経理書類の数字を読み違えたり、売掛の数字を1桁間違えて処理してしまったり、一歩間違えば仕事上の大きなトラブルにもつながりかねません。

また、**読むのが苦手な人は、文字を書くことも苦手**な傾向があります。実際、極端な悪筆に悩んでいたり、書類の処理が遅くて仕事を溜め込みがちであったりするケースも頻繁に耳にします。

自動車や自転車を運転するうえでも、やっぱり視覚機能は重要です。視界に入ってくる数々の道路標識や他の車・通行人に常に注意を払わなければなりませんし、急な飛び出しに対応しにくかったり、不注意でのリスクが増したり、ときに命の危険に通ずる一大事にもなります。昨今、高齢ドライバーが運転する自動車が大事故を起こしたニュースが絶えないのも、多分に視覚機能の低下に原因があると思われます。

私自身、ビジョントレーニングをする前は車の運転が苦手で、距離感が取りにくく、前の車にぶつけてしまい、事故を起こしてしまったことがあります。ですが今では安定して、長時間でも運転ができるようになりました。

いかなるトラブルも、原因がわかれば対策を打つことができます。不調の原因が「視る力」にあるとわかったなら、トレーニングによってそれを補うことが可能です。

「視る力」の弱さがパフォーマンスを下げる

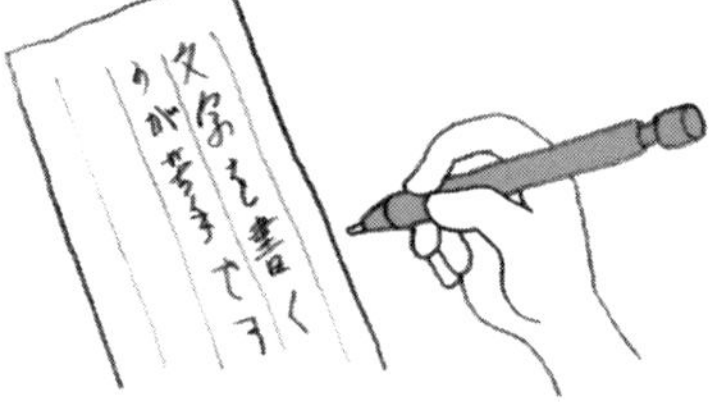

・字が汚い

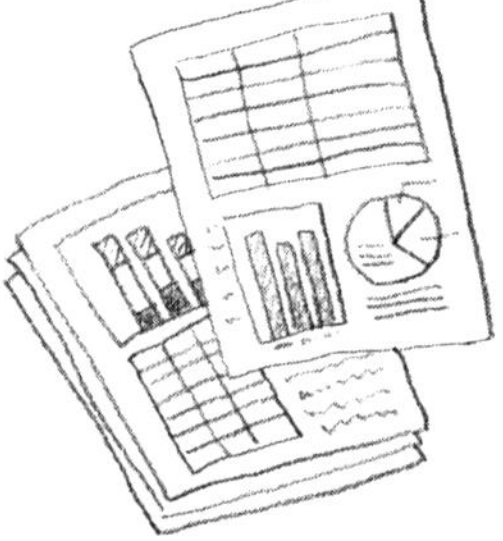

・資料を速く読めない
・図やグラフを読み間違う

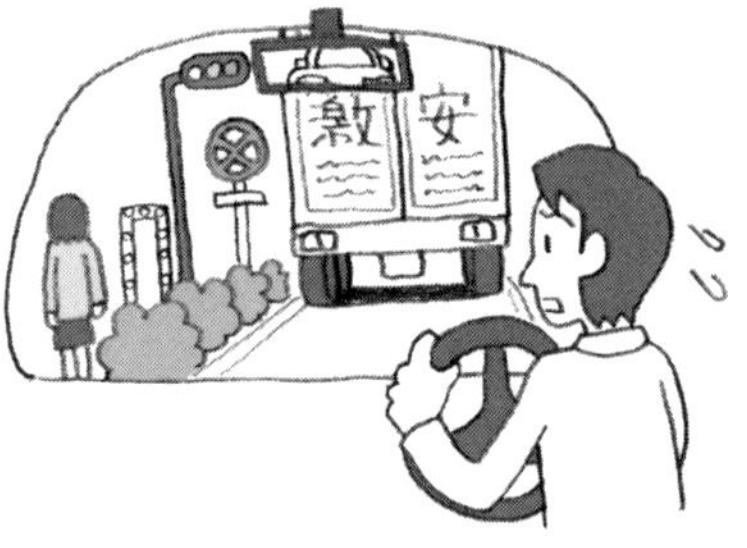

・情報量の多い運転が苦手

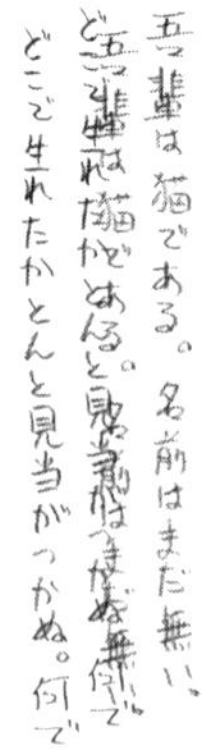

・行が重なって見える

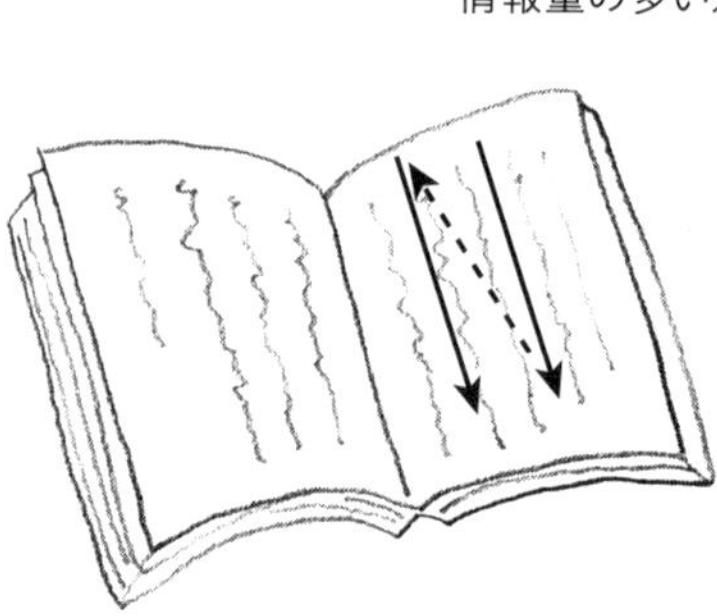

・行を飛ばして読む

ビジョントレーニングによって鍛えられる力とは

視覚情報が氾濫《はんらん》するこの現代においては、視力以上に、眼の動きをトレーニングして必要なところに眼球を動かし、情報を脳に取り入れていくことが大切であることがおわかりいただけたでしょうか。また脳の中で必要な情報を認識し、次の行動へのイメージを作りながら体を的確に動かすことは、生きるためにとても重要な能力といえるでしょう。

たとえば朝、テレビでニュースを見たり、新聞をざっと読んだりして、すばやく必要な情報を取り入れ、その日に出会う取引先の人との会話の話題を考え、メモをします。ノートを見ながら、今日の商談の内容を確認します。出勤中にどのように朝のニュースのことを話すと打ち解けて、商談がうまくいくかイメージをして、実際の商談の席で話をします。会社に戻ってから商談の内容を思い出し、パソコンに日誌を打ちながら、今日の出来事をふりかえり、上司に報告をします。

では、もし今よりももっと、テレビのニュースのテロップをすばやく読めたり、新聞にどんな記事が書かれているかを瞬時にキャッチできたら、どうでしょうか。ビジネスパーソンにとって黄金の時間といっていい朝の時間が、驚くほど生産的なものになるでしょう。

このように何でもないような1日の中でも、視覚情報を効率よく取り入れ、情報を脳で認識し、イメージし、体に出力していくということを繰り返しおこなっています。

ビジョントレーニングをすることでこの流れが円滑になり、仕事の効率も上がるはずです。

文字を読むことが苦手だった

宮川香さん（27歳）

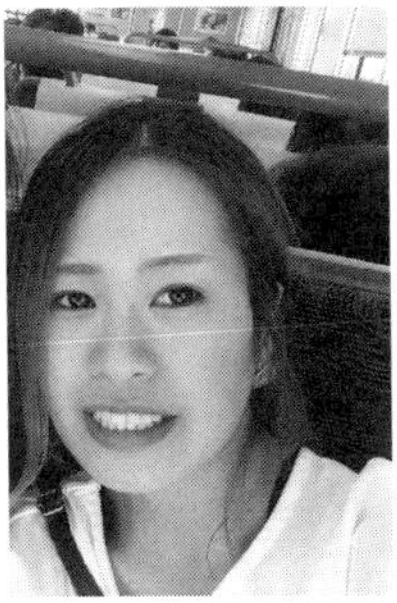

小学校高学年から中学にかけて成績が悪くなり、本を読んでいても行を飛ばしたり、文字を眼で追っていても頭に入らなくなりました。そのため、内容をつかめていないまま流し読みしていたのですが、「まわりのみんなも同じなんだろうな」とあまり気にせず、読むことを「苦手」なことだと認識する機会はありませんでした。ようやく「私、文字を読むのが苦手だったんだ」と気づいたのは、社会人になってからでした。

この1か月間、トレーニングに取り組んでみた結果、朝の時間が劇的に変わりました。毎朝会社に行くのが憂鬱《ゆううつ》で仕方なかったのが、ポジティブな気持ちで出勤できる日が増えました。仕事中に頭がぼーっとするときには、眼を動かすとスッキリし、視界が明るくなったように感じられました。リフレッシュしたいときには自然と眼を動かす習慣ができました。資料やメールも、以前より読みやすくなったように感じています。

それだけでなく、少し自信が持てるようになり、前向きな気持ちになることが増えました。

リラックスして会議にも集中できるようになった

豊島良汰さん（27歳）

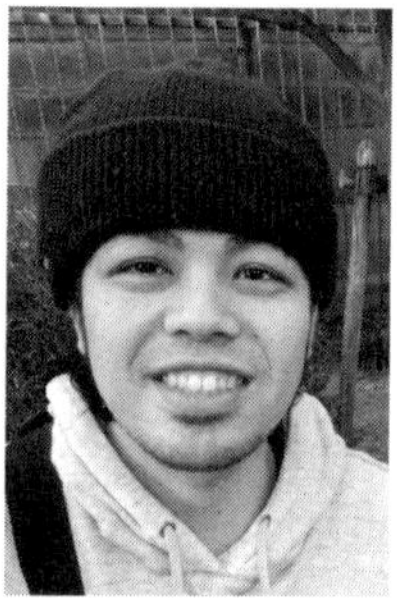

トレーニングを始めてから、朝の切り替えがすばやくできるようになってきたと実感しています。トレーニングは主に運転する前や大事な会議の前、そして疲れを感じたときなどにおこないましたが、そのたびに緊張がほぐれ、眼のコリもほぐれたように感じ、業務に集中できました。

トレーニング時間は1日5分程度と短いため、集中しやすく、負担感や面倒くささも一切なかったので、1か月間、休むことなく毎日継続できました。

それまでは、起床後すぐに動き出すことができず、二度寝してしまうことや、ぼーっとして準備に時間がかかることが多かったのですが、起きて眼のトレーニングをするとすぐに準備を始められ、二度寝することがなくなりました。

特に会議前は緊張し、話の内容がうまく頭で整理できていないことが多かったのですが、トレーニングすることで緊張がほぐれ、内容の理解が進み、会議に参加しやすくなりました。さらにいえば、会議後も疲れにくくなってきました。

今でも変わらず、起床後すぐ、運転前、会議前には必ず眼を動かしており、疲労感も少なく、リラックスして業務に励むことができています。

［北出感想］

宮川さんのように学生時代から読むことが苦手だった人の中には、実は眼の動きに問題があったということは少なくありません。

また豊島さんは、トレーニングをご自身で習慣づけていただいて、リラックスしてお仕事にも取り組めるようになるなど1か月で成果も出てきたことが、素晴らしいですね。トレーニングは何歳からでも始められますので、ぜひ、引き続き、取り組んでいただきたいと思います。

車の運転が安心してできるようになった

上田宗徳さん（44歳）

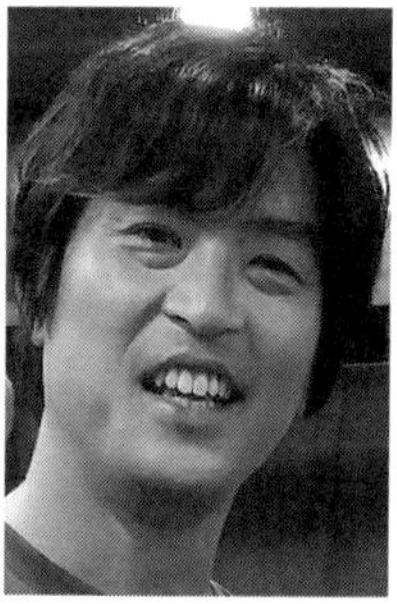

10年ほど前に高速道路を運転中、突然めまいの症状が始まりました。どの病院で診てもらっても原因不明で、整体などいろいろなことを試しました。その後、2年間ほどは落ち着いていましたが、8年前ぐらいに再発。

毎日仕事で車の運転をするので、いつめまいが始まるかと思うと、恐怖心とストレスで、大好きだった運転も嫌いになりました。高速道路にも乗れず、遠方も下道のみで行かなければならなくなりました。

日常生活を送るのにはそこまで不便はないのですが、これまで2回ほど、立っていられないくらいのときがあり、そのときは寝ることもできないほどひどい状態でした。

どうしたら治るのかと途方に暮れていたところ、２０１９年の5月に、ビジョントレーニングのことを知ったのです。

北出先生のアドバイスのもと、それから1日5～10分、毎日就寝前にトレーニングを始めることにしました。また、毎日ではないですが、昼から夕方にかけての仕事の合間にも実践しています。

毎日トレーニングしていると、眼自体にも心理的にも、かなり安定感が出るようになりました。症状が重いときには一般道を運転するのもしんどかったのですが、そうしたことも減りました。

また、高速道路を走るのに必要なのは、あとは勇気とタイミングだけだと思えるようになりました。そして先日ついに、高速道路を長時間運転することができたのです。実に8年ぶりのことなので、最初はかなり緊張しましたが、ハンドルがぶれることもなく、安定感のある運転ができました。

［北出感想］

眼球は、バランスを司る三半規管ともつながっています。ひと言で「めまい」といっても、実はさまざまな原因や症状があります。個人差も大きいため、病院で検査をしてもらうことがもちろん大切ですが、自分でできることとして、眼のトレーニングが有効であることもあります。
医師のアドバイスに基づいて、無理のない範囲で続けていただければと思います。

Part 2

「視る力」を鍛えれば生活が変わる！

「視力」のアップと何が違うのか

眼はさまざまな筋肉で動いている

「視る力」を鍛えるといっても、多くの人はまだあまりピンとこないことかもしれませんね。

まずは、眼も手や足などと同様に、筋力を鍛えるのが可能であるということをご理解いただくために、眼球の構造を簡単に説明しましょう。

眼球は多くのみなさんがイメージしている通り、およそ球体に近い形状をした器官です。簡単にまとめれば、硝《しょう》子《し》体《たい》と呼ばれる球に、角膜や水晶体といったいわゆる「瞳《ひとみ》」に相当する部位で構成され、全体は強膜と呼ばれる硬い膜で覆われています。

その性質上、カメラにたとえるとわかりやすいでしょう。レンズの部分に相当するのが「水晶体」です。

眼球を動かす筋肉

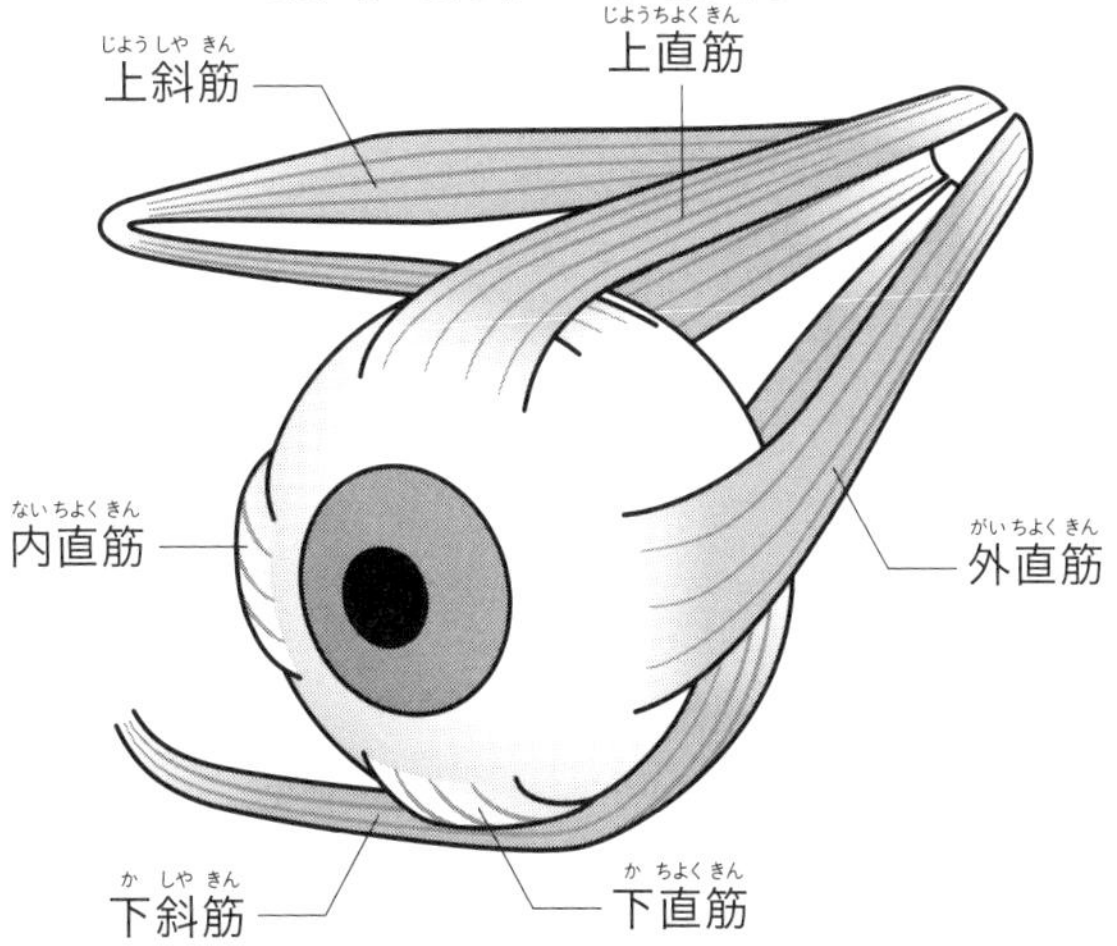

眼球は前部と後部に2つの穴があいており、前方の穴には角膜が、後方の穴には視神経が入っています。視覚的な情報は角膜から光として取り入れられ、これが水晶体によって光の屈折と焦点を調整したうえで、網膜上で映像化します。網膜はいわば、光を感じ取るフィルムの役割をします。その網膜に焼きつけられた視覚情報を脳に伝えるのが、「視神経」です。

また、眼球の中で水晶体レンズの調節をおこなう部位を、「毛様体筋」と呼びます。遠くのものを見るときにはこれがゆるみ、近くのものを見るときには緊張して、視覚に映る対象物に焦点を合わせるのです。

ここで重要なのは、眼球はこうした機能に加えて、6つの筋肉で動かしているということです。**対象に焦点を合わせるための一連の動きは、上斜筋、下斜筋、上直筋、下直筋、外直筋、内直筋によって制御されています。**

筋肉ですから、鍛えることは可能です。逆にいえば、腕力や脚力のように、ふだんあまり使うことがなければ、どんどん衰えていくのは眼の筋肉も同じことです。

―「視力」との違いとは何か―

「視力」は、はっきりとした映像を脳に送る力であり、それも大事な能力なのですが、あくまで視覚機能の力の一部でしかない、ということを理解することが大切です。

たとえ視力がよくても、「眼の動きの力」が弱ければ、視覚情報をすばやく捉えて脳に入力していくことが難しくなるのです。

ビジョントレーニングによって、視力が鍛えられる（回復する）と誤解されることがよくありますが、そうではありません。

なぜなら、**「視力」とは「遠くのものをはっきりと見る力」を意味するものであり、**

「見る力」とはまた別物だからです。

そのため、仮に視力だけが飛び抜けてよかったとしても、眼球運動のパフォーマンスが低ければ、対象物を視覚で捉えるのに時間がかかります。「見る」とはすなわち、視覚で捉えたものを情報として認知し、それに対して心身が反応するまでのプロセスを指すのです。

これが不十分であると、もし突然どこからかボールが飛んできたとしても、それにいち早く気づいたり、危険であると判断したりすることが遅れ、重大な事故につながることもあり得ます。

ビジョントレーニングとは、そうした視覚機能全般の改善をめざすトレーニングなのです。

オプトメトリー・ドクターが活躍するアメリカ

日本はビジョントレーニング後進国

近年になるまで、こうしたビジョントレーニングの考え方は、日本ではまだあまり知られていませんでした。

オプトメトリーとは、「検眼学」のこと。つまり視覚機能に関するあらゆることを学ぶ学問です。そして**視覚機能に関する専門家のことを、オプトメトリー・ドクターと呼びます。**

アメリカの場合、眼鏡やコンタクトレンズの検査もオプトメトリー・ドクターが担当し、視力の矯正もおこなっています。また「視る力」の機能、眼球運動や視覚認知の力もオプトメトリー・ドクターが担当し、必要ならばトレーニングも指導してるのです。

ではアメリカでは眼科医は何をしているのかというと、眼の病気の治療、手術などが中心で、オプトメトリー・ドクターとは分業ができているのです。
私はビジョントレーニングを専門的に行っているオプトメトリー・ドクターのもとで研修を受け、学習障害や発達障害のお子さんのビジョントレーニングやスポーツ選手のビジョントレーニングを学ぶ機会を得ることができました。

そして、次のようなことを考えていました。

視力ではなく「視る力」を鍛える。

この概念を日本でも広めることができれば、多くの人の悩みを解消できるのではないか――。

オプトメトリー・ドクターの資格を取得後、日本に帰国した私は、実際にビジョントレーニングを実践し始めました。

すると日本でも、非常に多くの人が視覚機能で悩んでいることがわかったのです。

それどころか、視覚機能に関する悩みは、年々増えているようにすら感じられます。

にもかかわらず、現在でも日本ではオプトメトリー・ドクターという資格はおろか、その肩書きすらまったく認知されていない状況です。

日本にも「視能訓練士」という国家資格が存在していますが、その役割は斜視や弱視といった症状への対応が中心で、視覚機能のトレーニング指導などはほとんどおこなわれていないのが実情です。

眼科医の中には視覚機能のトレーニングを指導する先生もまれにいらっしゃいますが、それぞれに対応の範疇《はんちゅう》が異なるため、ビジョントレーニングを求める人の受け皿にはまだまだなり得ていません。

―日進月歩で研究が進むビジョントレーニング―

アメリカで開発されたビジョントレーニングはもともと、空軍パイロットの訓練用プログラムでした。

音速で飛ぶ戦闘機を操り、レーダーだけでなく自らの眼で状況を的確に見極め、判断しなければならないパイロットにとって、「視る力」を鍛えることは不可欠であり、ビジョントレーニングのメソッドは非常に理にかなったものといえます。

これが単なる眼のストレッチにとどまらず、障害やメンタルコンディションの修正という確かな用途にまで用いられることとなったのは、そこに確かな科学的根拠が存在するからにほかなりません。

トレーニング中に脳の酸素活動を測定すると、とりわけ前頭葉で多くの酸素を消費している様子が確認されます。そのため、ビジョントレーニングが視覚を司る脳領域の神経活動を活発化させることに疑いはありません。

現在、日進月歩で研究が進められているビジョントレーニングの分野では、次々に新たなデータ、新たなエビデンスが発表されています。脳の機能の全容が解き明かされるのにあわせて、さらなる可能性を示す日がやってくるかもしれません。

眼に異常がないことを確認しよう

さて、ビジョントレーニングの目的がある程度ご理解いただけたところで、実際にトレーニングをする前に、確認していただきたいことがあります。

もし、あなたがすでに視覚機能に何らかの不備や不具合を感じているとしたら、その場合は、まず何はともあれ、眼の病気がないか眼科の検診を受けてください。

視覚の不調の原因が、外科的な要因による屈折異常にあるなら、治療を済ませることが先です。ビジョントレーニングを始めるのは、眼の健康を取り戻してからでも遅くはありません。

屈折異常とは、眼が光として捉えたものを、網膜が適切に屈折させられず、結果として見えにくい状態をいいます。遠くが見えにくい近視や、近くが見えにくい遠視、さらに対象物にピントを合わせにくい乱視などは、すべて屈折異常の一種です。

それが病気によるものでなければ、眼鏡やコンタクトレンズによって矯正することが可能です。しかしなかには、白内障や緑内障といった重篤《じゅうとく》な疾病が、視覚の異常につながっているケースもあります。

屈折異常や眼の病気は、時間とともに進行するものもあります。何年か前に眼科検診を受けたから大丈夫……などと、トレーニングを急ぎたいあまりに勝手に自己診断してはいけません。

視覚機能は年を重ねてからもアップできる

ビジョントレーニングについて、中高年の方からよく聞かれることがあります。
それは「この年齢でも、見る力を鍛えることは可能なのでしょうか？」というもの。ビジョントレーニングが筋トレと同じであるなら、体の衰えが始まる前の育ち盛りの若いうちしか成果が得られないのではないか、というのです。そう思ってしまうのも、無理はないでしょう。

ですが私は、「まったく問題ありません」と即答できます。**眼球運動とは、大人になってからでも改善できるものなのです。**

私のまわりでも、70歳を過ぎてから見る力を改善し、よい状態をキープされている方も多くいらっしゃいます。

健康面だけでなく、眼の筋肉を鍛えることは目元のたるみの防止にもつながり、若々しさが増すというアンチエイジングの効果も期待できます。

前述したように、**眼球の動きは主に6つの筋肉によって制御されています。**筋肉ですから使わなければにぶってしまいますが、頻繁に動かしさえすれば、よく動くようになります。もちろん、若いころのほうがそうした筋肉の動きを向上させるのに有利なのは事実です。しかし、80代のボディビルダーが存在するように、筋肉はいくつになっても鍛えることが可能。まして、大きく発達させるというよりも、スムーズな動きを取り戻すのであれば、なおさらでしょう。

活字を読むのをあきらめなくなった

藤井みさとさん（78歳）

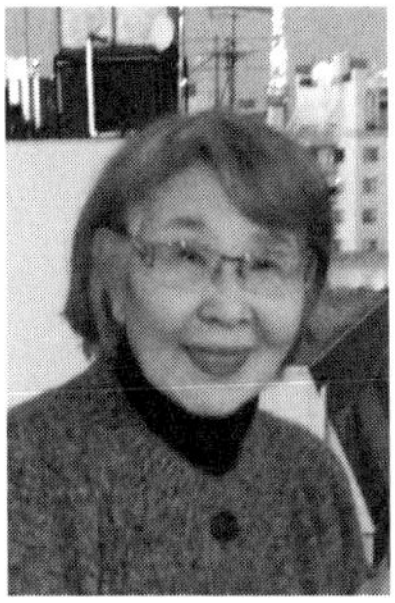

活字中毒と言われるほど読書が大好きで、日本の作家から海外の作家まで膨大な量の本を読んでいました。ところが65歳を過ぎたころから、活字を読む量がガクンと減りました。とにかく眼が疲れるようになったのです。毎日のように描いていた趣味のはがき絵も億

劫になりました。何もしないでぼんやりと過ごす時間が増えてきて、年を取るとはこういうことなのか……と寂しい気持ちはありましたが、しかたがないとあきらめていました。

ですが夫は、そんな私をひそかに心配していたようで、遠方に嫁いだ娘に相談したのです。すると娘から、認知症の予防にもよいという北出先生のビジョントレーニングの本が送られてきました。それから見よう見まねで、トレーニングを始めるようになったのです。

私の選んだメニューは、眼を左右、上下、斜めに1秒ごとに動かす「跳躍性眼球運動」で、それを各30回おこないます。最後にぐるっと眼を動かして、空中で円や無限大の形を描きます。これを朝、目が覚めたらすぐにベッドの上でやるのが日課です。

正直なところ、最初の2週間は「こんな簡単なことで本当に眼の状態が改善するのかな」と半信半疑でした。それでも、トレーニングしたあとはすぐに頭がスッキリする実感があるので、続けられたのです。

トレーニングを始めてから10年近くになりますが、疲れ眼もなく、毎日、新聞を隅から隅まで読んでいます。ぎっしり文字が詰まったテレビ欄の中に、大好きな歌手の名前を見つけ出すのも楽しみのひとつです。

間違い探しも大好きになり、娘に雑誌を送ってもらっているのですが、今では夢中になってすぐにやり終えてしまうので、自分でも買いに行くようになりました。

散歩に出たときは見かけた車のナンバープレートの数を足したり引いたりして10にするという遊びをやっています。

何より気持ちが前向きになり、まだまだがんばるぞ、と気力十分です。「最近はお母さんのほうがお父さんよりしっかりしてきたね」と娘も笑っています。

60代で視力が向上、老眼鏡なしで新聞が読めるように

国山恵子さん（68歳）

私は若いころから、ずっと近視と乱視があり、悩まされていました。視力は両眼で0・4でしたが、夜空の月が五重、六重に見えていました。眼鏡はかけるのがうっとうしいので、不便を感じながらも、裸眼で過ごしていました。

50代から老眼が進み、新聞や本を長時間読むと、いつしか眼がかすむように。数年前からは眼が痛くなったり、わけもなく涙が出たりという症状まで現れました。眼科を受診したところ、ドライアイと診断され、専用の目薬が処方されました。しかし、なかなか改善されなかったのです。

眼の調子が悪いと、家事はおろか、何をする気にもなれません。楽しく通っていた気功教室も、指導者の動きが見えづらくなり、とても疲れるようになりました。このままでは生きていく気力まで失うようで、不安になりました。

そんなとき、息子が北出先生のトレーニングセンターを教えてくれました。早速、北出先生を訪ね、いろいろな眼の状態に合ったトレーニングを教えてもらったのです。眼の運動トレーニングや弓矢のポーズなどを毎日5分程度自宅で行いました。

すると1か月たったあたりから、新聞の文字がぼやけず、くっきり見えるようになりました。さらに駅の運賃表や時刻表が楽に読めるようになったのです。涙眼や痛みのドライアイの症状も、すっかりなくなりました。

トレーニングは1年間続け、視力は両眼で0・8に向上しました。眼鏡をかけなくても新聞や本の文字が読めますし、途中でぼやけることも一切ありません。気功教室でも指導者の手足の動きがはっきりと見えるようになったので、通うのがますます楽しくなりました。

それから5年が経ち、現在はもうトレーニングはたまにしかやっていないのですが、見え方の状態はよく、まったく困ることはありません。これから70代、80代になっても元気に楽しく生活していきたいと思います。

3時間で1冊の本が読めるようになった

幸田正子さん（72歳）

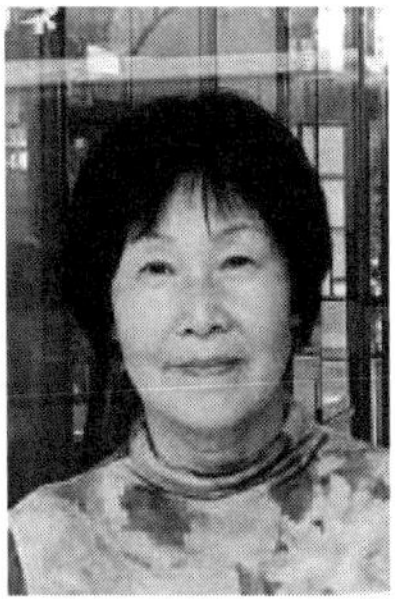

約半年間、毎日、ビジョントレーニングを続けています。先月の眼科検診では、視力が0・9から2・0に上がり、眼圧も正常値に戻りました。米粒大の黒点が眼の前に常に出ていて、寝るときも眼を閉じても見える状態だった飛蚊症が、ほとんどわからないくらいに薄くなりました。

一人暮らしで誰とも話さない日があり、不安で泣きたくなるときもあったのですが、眼をグルグル回していると、力が湧いてきて、前向きになれるようになりました。なによりうれしいのが、遠方に住む娘夫婦に手伝いに来てもらっていたパソコンの操作やいろいろな書類などの手続きが、ひとりでサッと簡単にできるようになったことです。また、料理が今まで以上にすばやく、おいしくできるようになりました。読書をするにも、これまではすぐに眠くなっていましたが、今では1冊を3時間で読めるようになったことに驚いています。

集中力を高める3つの眼球運動

ビジョントレーニングに取り組むにあたり、眼球運動は大まかに次の3パターンに分類できることを知っておいてください。

―跳躍性眼球運動―

対象物から対象物へ、視点を飛ばす運動のことです。

たとえば人混みの中で目的の人物の顔を探し出そうと、次々に人の顔をチェックしていくときの動きがこれに相当します。本を読むときに、文節から文節に眼を飛ばして読んでいくのも跳躍性眼球運動といわれています。

―追従性眼球運動―

ゆっくりと動いている対象物を眼で追う運動のことです。

飛んでいる虫を眼で追ったり、形あるものの線を眼で追い、捉えるような運動が、これに相当します。また、静止しているものの動きを見守るのも、追従性眼球運動に属します。

―両眼のチームワーク―

両眼のチームワークとは、**両方の眼を中央に寄せたり、左右に寄せたりして、対象物に視点を合わせる働きのことです。**

たとえば、両眼の間（鼻筋あたり）にかざしたペン先と、その向こうにある壁紙を交互に見るような場合を考えてみましょう。このとき、距離の異なる2つのものを見るために、両眼の筋肉が連携して焦点を合わせています。この際、どちらか一方の眼の動きだけがスムーズであったり、逆に動きがにぶかったりすると、焦点を合わせるのに時間がかかります。

たとえばオフィスで、遠くの壁にかかった時計やカレンダーを見たあとに、眼の前にあるパソコンの画面に視点を戻すときなど、この両眼のチームワークが働いています。

3つの「視る力」

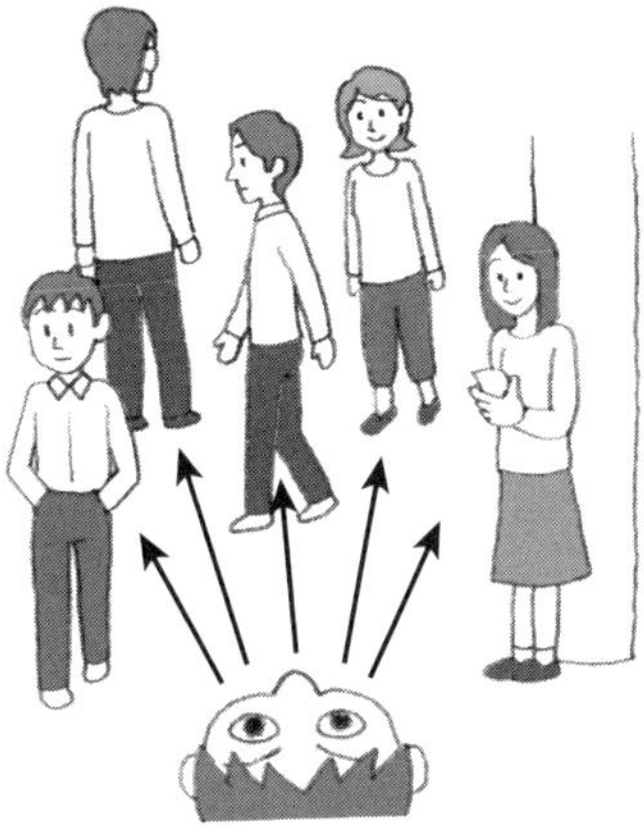

跳躍性眼球運動
眼をキョロキョロさせるように、
いろんなものを見るとき

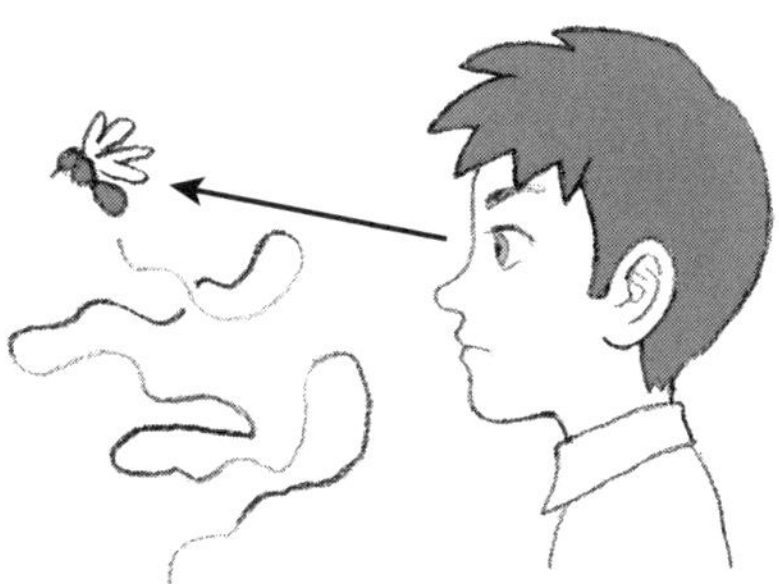

追従性眼球運動
動くものや、つながったものを
眼で追うとき

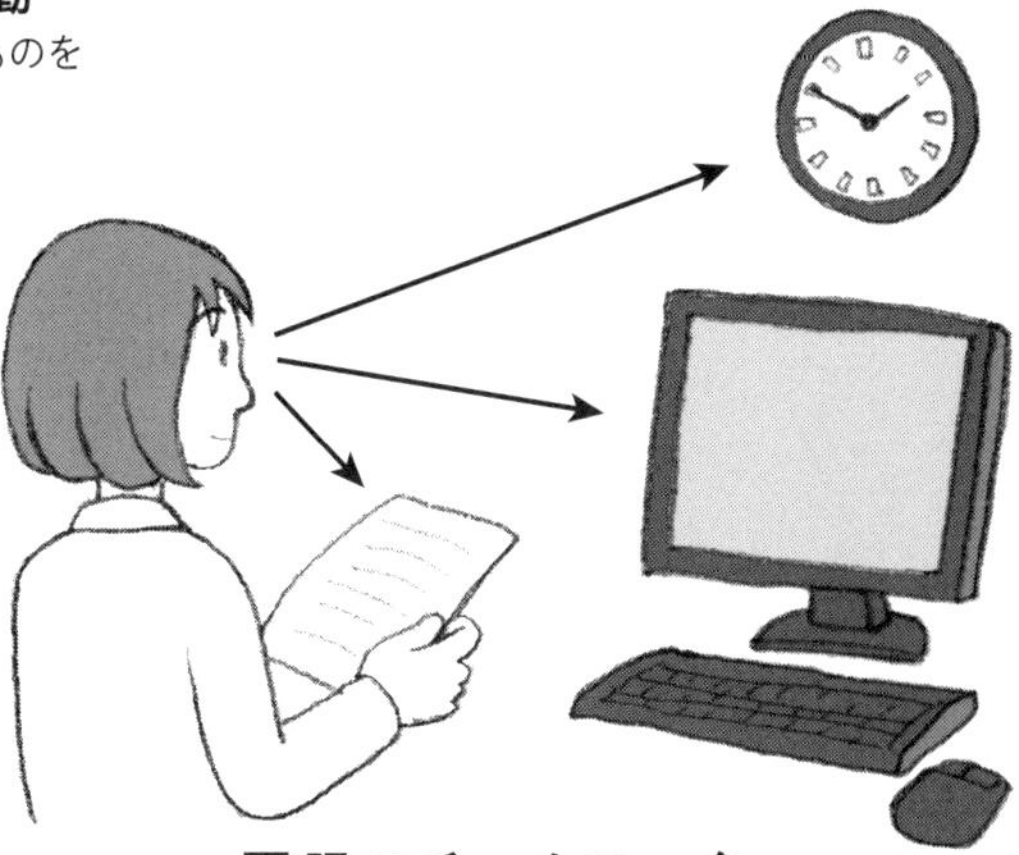

両眼のチームワーク
自分からの距離が異なるものを
交互に見るとき

―調整力―

そして、これらの３つの眼球運動とは別に、調整力という機能も重要です。**調節力とは、対象物にピントを合わせる働きのことです。**

特定のものを見る際、レンズの役割を担う水晶体の厚みが周辺の筋肉の動きによって、ピントを適切な位置に合わせるよう自動的にコントロールされます。

調節力は加齢とともに少しずつ低下するのですが、この症状を「老眼」と呼びます。

脳の働きとも関係する「視空間認知機能」

こうした主な3種類の眼球の動きは、脳の働きとセットになって、初めて視覚を適切に認識することにつながります。

眼で見た物体や光景を正確に認識することを「視空間認知」といいます。人はものの大きさや色、位置などを把握する際に、視空間認知機能を駆使しているわけです。

本来、この視空間認知機能は子どものころから成長に応じて発達していくもので、一般的には生まれてから15歳くらいまでがもっとも伸びやすいとされています。幼少期にさまざまなものにふれることで、手ざわりや匂いなど視覚以外の感覚と連動して発達するのです。このあたりは眼球そのものよりも、情報を処理する脳の働きがより大きいでしょう。

視空間認知機能が十分に働いていないと、対象物の大きさや形状、自分からどのくらい離れているかといった位置などを正確に把握することができなくなります。そのため、たとえば身のまわりのものをすぐになくしてしまったり、必要なものを探し出すのに時間がかかったりといった、日常生活での不便につながります。

脳の発達にかかわる機能ですから、成長期の子どもに比べ、大人がこれを伸ばすのは、正直なところ簡単ではありません。それでも、ビジョントレーニングを重ねることによって、生活が劇的に改善した例は多数報告されています。

何より、低下している視空間認知機能を本来のレベルに引き上げたり、今よりも低下しないように維持するために、意識的にトレーニングをおこなうことは非常に重要です。

視空間認知機能が悪いと…

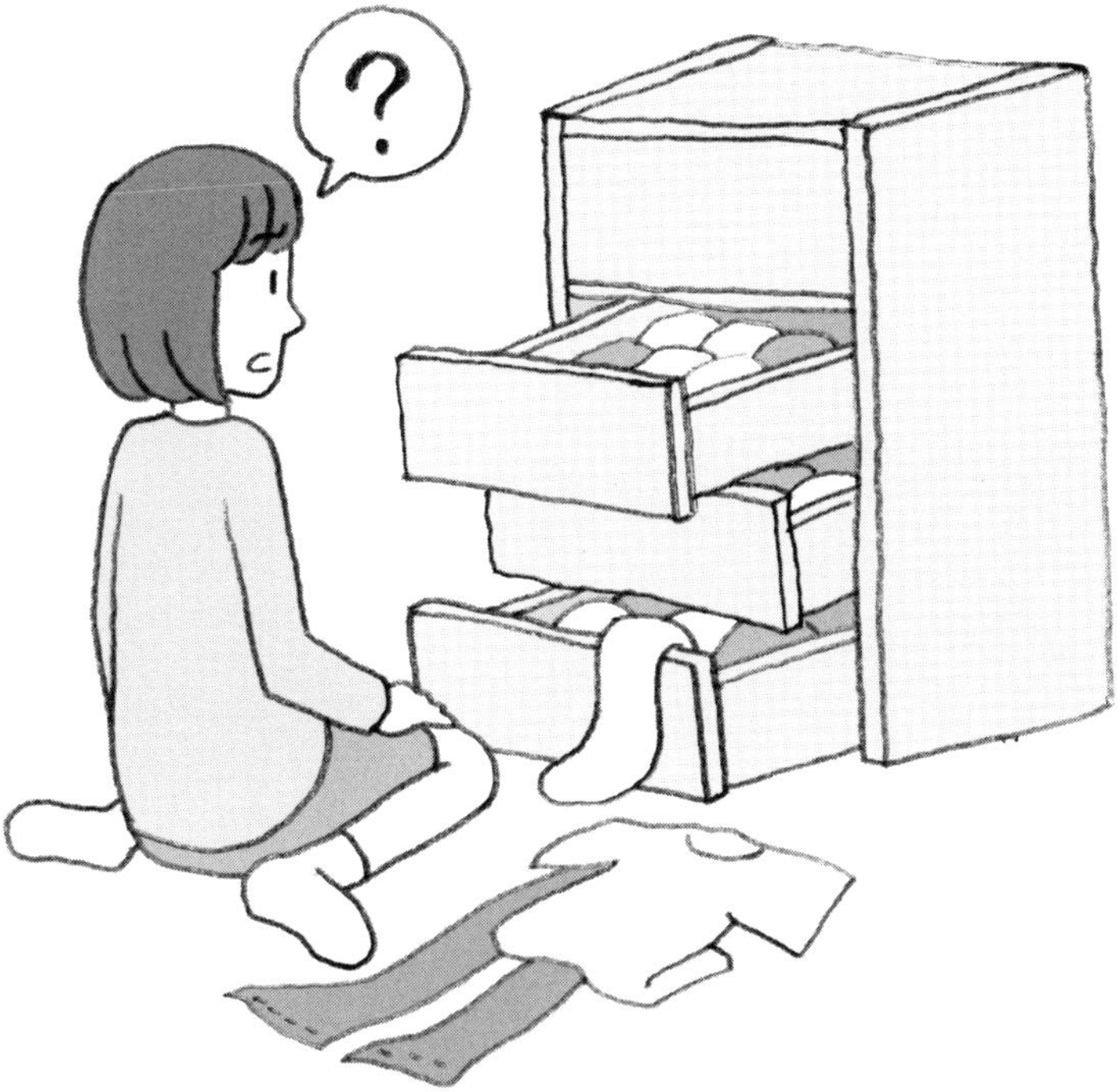

ものを空間の中にうまく収納できない「片付け下手」や、いろんな物の中から目当ての物を見つけづらい「探し下手」になりがち。

眼の集中力を自己チェックしよう

みなさんが感じている問題には、どのようなものがあるでしょうか。ここでは日常生活や仕事面にしぼって、いくつかの項目を用意しました。当てはまるものにチェックしてみてください（全部で20項目）。

①新聞や雑誌を読む際、無意識に頭を動かしてしまいがちである。
②駅のホームで、少し離れた案内板を読むのに時間がかかる。
③本を読む際、文字や行を飛ばして読み進めてしまうことがある。
④会議中など、落ち着かなくてキョロキョロと視線を動かしてしまう。
⑤書類を読むとき、見落としが多い。
⑥パソコンでのタイプミスが多い。
⑦数字を読み書きする際、桁を間違えることが多い。
⑧車の運転が下手である。

⑨球技が苦手で、投げられたボールをうまくキャッチできない。

⑩封筒の宛名や書類など、手書きで文字を書くとき、頭を傾けて見がちである。

⑪ものを見るとき、頭を斜めにしてしまいがちである。

⑫料理や手芸など、細かい作業は苦手だ。

⑬まばたきが多かったり、眼を細めてものを見ることが多い。

⑭眼鏡やコンタクトレンズをしていても、文字が読みにくいことがある。

⑮長時間集中して本を読むことが難しい。

⑯人の顔を覚えるのが、どちらかといえば苦手なほうだ。

⑰日常生活の中で、左右を間違えてしまうことがよくある。

⑱地図を見ながらでも、よく道を間違えてしまう。

⑲部屋がいつも散らかっている。

⑳スケジュール管理が苦手だ。

さて、いかがでしょうか。

多くの項目にチェックが入った場合は、もし十分な視力があったとしても、視覚機能が十分に働いていない可能性があるので要注意です。

自己チェックの目安は次の通り。チェックの数はあくまでも目安です。該当する内容で診断することをおすすめします。

―1～9に多くチェックが入った人―

眼球運動に軽度の問題があり、眼の動きがにぶくなっているため、見落としや読み飛ばしが多いことが考えられます。日常の細かな場面で不便が多いものの、重大なトラブルには至りにくいため、問題を認識しにくい側面があります。

―10～15に多くチェックが入った人―

両眼のチームワークが悪く、また、調節力に問題を抱えている可能性があります。文字が二重に見えたり、遠くの文字をまっすぐ見ても読みづらかったり、生活の随所で不便を感じていても、近視や乱視と混同して問題視せずにいるケースもありそうです。

―16～20に多くチェックが入った人―

視空間認知機能に問題があると考えられます。学生時代には漢字や図形問題が苦手だったという人が多いのではないでしょうか。

視界に映る空間だけでなく、頭の中でイメージを整理する能力に欠けていることが、スケジュール管理や整理整頓に悪影響を及ぼすこともあります。

ビジョントレーニングで効果が出ること

自分の視覚機能のレベルがわかったところで、今度は具体的なビジョントレーニングの効果について解説していきましょう。

トレーニングによって眼球の運動不足を解消することで、さまざまな症状を改善したり、能力を伸ばしたりすることができます。

本を読むスピードが上がる

本を読むスピードには個人差があります。これは何の差であるかというと、文字を眼で追い、その意味を脳で処理するスピードの差です。

つまり**速読が得意な人は、脳の処理能力を含めた視覚機能が高い**といえます。

ビジョントレーニングには、頭の位置を固定して長い文章を眼で追っていく、「文字探し」と呼ばれるトレーニング法があります。これは文章を読まずに文字だけを眼で追いかける手法で、多くの文字の中から特定の漢字を探したり、決められた言葉を塗りつぶしたりするトレーニングです。

これによって文字列を正確に認識できるようになると、今度は一段階進めて、その内容を意識し、理解するトレーニングに移行します。認識能力が高まっているわけですから、ビジョントレーニングをおこなう前に比べて、本を読むスピードは確実に上がります。

―字がきれいに書けるようになる―

たいていの人は、**どこまで遠くのものが見えるかという「遠見《えんけん》視力」**ばかりを気にしがちで、**近くを見る「近見《きんけん》視力」**について意識することがありません。しかし、本を読んだり文字を書いたりする際に必要なのは近見視力であり、これが不十分であると、正確に文字を読んだり書いたりすることに支障をきたします。

近見視力が低いと、近くを見る際、眼球に大きな負荷がかかるため、書き物が苦手になる傾向があります。その意味で、悪筆に悩んでいる人のなかには、スキル的な問題よりも、近見視力の不足が影響しているケースが見られます。

ビジョントレーニングによって、近くのものにピントを合わせやすくなると、こうした問題が解決することもあるのです。また眼球を動かす力がついてくると、鉛筆の動きをしっかり追えるようになり、きれいに字が書けるようになります。

姿勢がよくなる

視覚情報には、姿勢を制御するという役割があります。眼球についている筋肉によって視線は安定されており、筋肉の衰えから視覚情報がぶれやすくなると安定姿勢が取りにくくなってしまうのです。「両眼のチームワーク」のバランスが崩れて片眼だけでものを見ようとしたりすると、姿勢も崩れます。

長くバランスの取れた姿勢を維持するためにも、視る力のトレーニングは大切です。

モチベーションが上がる

ものが見えにくい状態は、人から意欲を奪い、何事に対しても消極的にさせる弊害があります。なぜなら、見えにくさは勉強やスポーツに悪影響をあたえ、いつしか「自分には向いていないから」と苦手意識を植えつけてしまうからです。

苦手なことに積極的になれないのは誰しも当たり前です。しかし、視覚機能が正常に働くようになれば、苦手なことが得意なことに変わるかもしれません。少なくとも、「どうせ自分にはできないから」という思考は改善されるはず。

幼少期であれば、なおさらその後の成長に大きな影響を及ぼすのではないでしょうか。

―老眼を予防する―

加齢によって眼の調節力がどんどん弱まっていくことは、前の項目でも触れました。いわゆる老眼です。これは眼のピントを合わせる水晶体の弾力性や、その水晶体の厚みを調整する毛様体の筋肉が、年齢とともに衰えるために起こる現象です。

若いうちの筋肉は新品のゴムのようなもので、伸び縮みがスムーズですが、古くなると次第に疲弊します。高齢になると近い距離のものに焦点を合わせにくくなるのも、ゴムが古くなってしまったからと考えれば理解しやすいのではないでしょうか。

完全に老眼を予防することは難しいことですが、老眼になる時期を少しでも遅くするためには、ビジョントレーニングによって毛様体の緊張をほぐし、弾力性を取り戻すことが大切なのです。

また年を取ってくると、両眼を寄せる力も弱くなります。片方の眼が外側にずれてきて近くに眼が寄りづらくなり、字も読みにくく、深刻な方では斜視の状態になってしまうこともあります。予防するためにも、両眼をしっかり寄せるトレーニングが必要なのです。

脳の衰えを予防する

加齢とともに進行するのは、老眼だけではありません。脳の萎縮《いしゅく》によって、**認知症のリスクもまた、どんどん高まっていきます。**そこで、脳を鍛えるためにもビジョントレーニングは有効です。

眼から得た情報が脳で処理されることは、再三述べてきた通りです。たとえば美しい風景を見た際、視覚に映った情報は視覚を司る後頭葉《こうとうよう》（大脳半球の後部）で認知されるとされています。これが次に、空間理解を司る頭頂葉《とうちょうよう》（大脳半球の中央頂部）に通じ、さらに意志感情を司る前頭葉（大脳半球の前方部分）へと運ばれます。つまり、視覚をインプットすることで、脳のさまざまな部位が活性化するのです。

これはそのまま脳のトレーニングにつながります。実際にビジョントレーニング中

目だけでなく脳全体でものを見ている

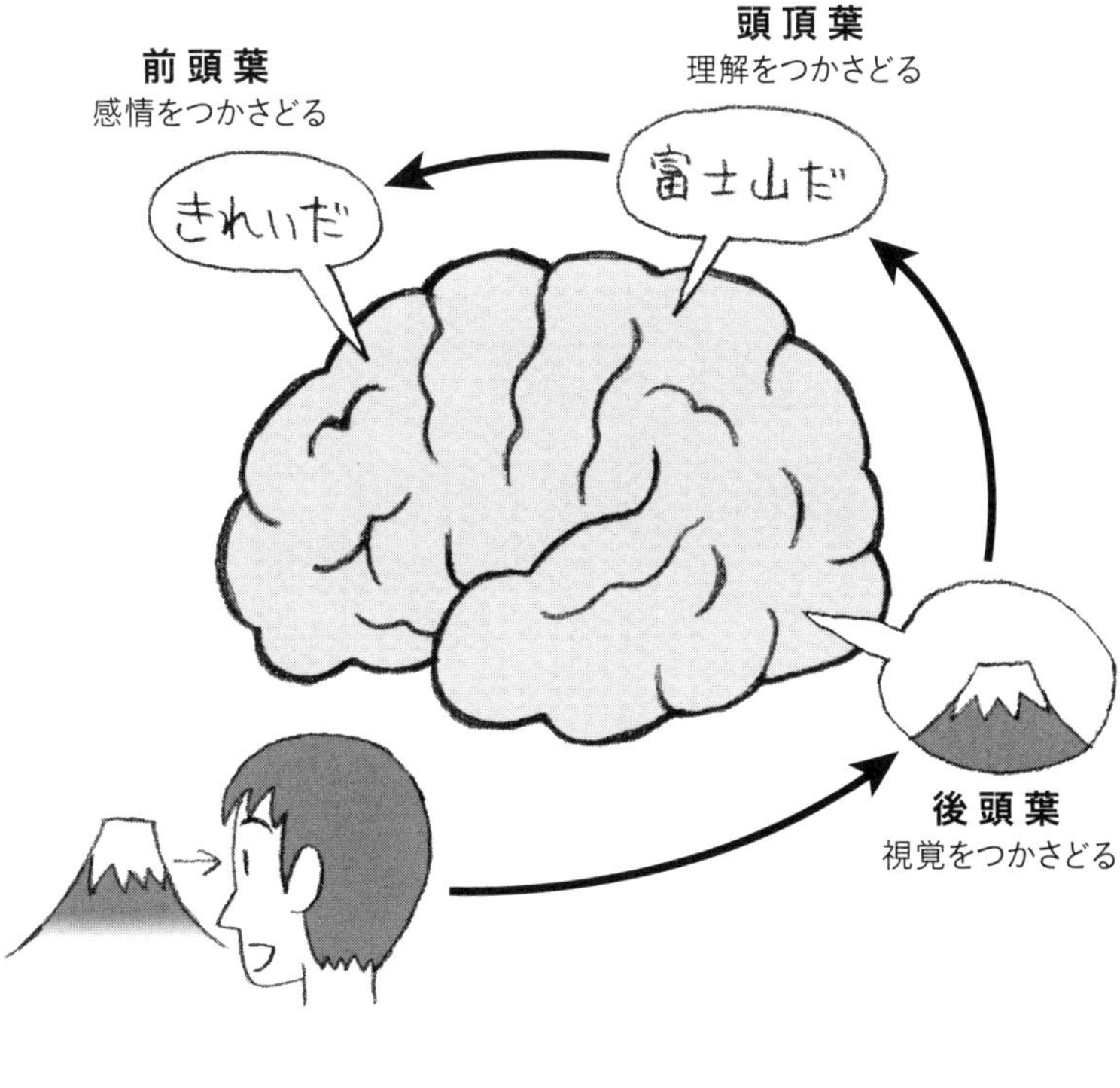

眼でとらえたものを、働きの異なる脳のさまざまな部分で認知したうえで、「見る」ことができている

には脳の血流がアップするというデータもあり（後述）、脳年齢を維持し、若返らせるためにも有効であることがわかっています。

なお、近年増加傾向にあるといわれる、うつ病についても同様です。うつ病は心身のストレスによって起こる脳の機能障害が原因とされ、脳の働きが不活発になることから、思考やものの見方がネガティブになるもの。病気を発症する前にビジョントレーニングによって脳の働きを保つことで、予防効果が見込まれているのです。

―大人の発達障害と「視る力」―

ここまで解説してきたように、眼は脳と密接なかかわりがあり、眼球運動によって脳の働きを向上させることができます。そして視覚機能の問題は、発達障害とも深く関係しています。

幼少期をふり返ってみると、たくさん練習をしてもスポーツが上達しなかったり、親にどれだけ言われても部屋の片付けができなかったり、どうしても勉強に集中できなかったり、原因がいまひとつ不明瞭なトラブルを抱えていたという人もいるのではないでしょうか。

近年ではこうした症状があり、発達障害という診断を受けるケースが増えていますが、なかなか受け入れることができず、人知れず悩んでいる人も多いようです。このような障害がある方の中にも、視覚機能の問題をあわせて持っている方が多いのです。

しかし、これらの一因が視覚機能にあるのだとすれば、ビジョントレーニングによって障害をなくしていくことは十分に可能です。

実際、私がこれまで指導してきた人のなかには、**ビジョントレーニングを実践したことで「仕事の成績が上がった」「注意力や集中力が高まった」といった成果を得ている人が大勢いるのです。**

昨今、そうした成果は少しずつ広がっており、発達障害への支援策としてビジョントレーニングが取り入れられる機会も増えてきました。

子育て中の親世代にも必要な知識

子どもの「困り感」に気づいてあげよう

お子さんのいる家庭であればなおさら、早いうちから視覚機能を矯正することで、健全な発育を促すのは大切なことです。

私のもとに相談にやってくる親御さんについても、一見すると知力に問題がなさそうなわが子が、何度言っても漢字ドリルで文字を枠の中に収めて書くことができなかったり、読書能力だけが著しく欠けていたりと、発育途中の問題に悩んでいる人が大勢います。

実際、近年では学校にうまく適応できない子どもが増えていることは、国の調査でも明らかにされています。

文部科学省が毎年まとめている「児童生徒の問題行動・不登校等生徒指導上の諸課

題に関する調査」においても、健康で活発な児童であっても、学校生活に適応できていない、あるいは自覚を持っていないケースが多くあることが明らかにされています。

それらはたいてい学習障害などの言葉でひとくくりにされてしまいますが、それは適切な判断とはいえないでしょう。視覚機能の発達度合いは、親であってもなかなか見抜くことは難しいからです。


私の場合も、小学校1年生のときから文字が二重に見える症状を自覚してはいましたが、すべての人が同じ見え方をしているのだろうと思い込んでいたため、親や先生に相談することはしませんでした。「視る力」に問題があったからですが、そのことを知らない子どもの私は、自分には苦手なことがあるということが自信のなさにつながり、なんとなく毎日学校で気持ちが晴れなかったのです。

子どもが抱えている問題は、視覚機能にかぎらず、さまざまな症状が重複しているケースも多いため、その意味ではビジョントレーニングだけで症状が改善するとも言い切れません。それでも、じつは困っている子どもにとって、それを周囲の大人が理解してあげることには、大きな意味があるはずです。

子どもは、困っているということが大人に理解されるだけでも、気持ちが楽になり、自己肯定感も高まります。また、子どもの抱える問題を理解することで、教育に携わる方や親の気持ちも楽になるのです。

そのうえで、対策のひとつとして、視覚機能のトレーニングをおこなうことを私はおすすめしています。

教育現場への導入も進む

目白大学の後藤多可志《たかし》先生（ご専門は言語聴覚学科）は、通常学級在籍の定型発達児59名と、通級指導学級に在籍しながら読み書きに障害がある20名の児童について、視覚機能を比較した研究結果を発表しています。

これによると、眼球運動になんらかの問題が認められた児童は、定型発達児59名のうち14名でした。読み書きに障害がある児童20名のうちでは、11名であることがわかりました。

つまり、定型発達児のなかにも視覚機能に問題をかかえるケースが一定数存在するわけで、学習面以外の問題に気づかれないまま生活をする子どもがいることを意味しています。前項でふれた大人の発達障害には、きっとこのような例も含まれているのでしょう。

こうしたデータを受けてか、近年では、学習障害に対するケアとして、学校現場でビジョントレーニングを実施するケースも増えてきました。

ある小学校では、私の著書『学ぶことが大好きになるビジョントレーニング』（図書文化社）を教本にしたビジョントレーニングを、9月から12月までの4か月間、定期的に実施したところ、文字を読むスピードや視写能力が向上したり、集中力や姿勢、さらには学習中の態度の改善が確認されたという事例もあります。

学校現場へのビジョントレーニングの導入は、今後さらに増えていくものと予想されます。

次の図は、レイの複雑図形というテストで、『ケーキの切れない非行少年たち』（宮口幸治著、新潮新書）という児童精神科医によって書かれた本の中でも紹介されたものです。

複雑な図形の見本を見せ、ひとつはそれを模写してもらうテスト、もうひとつは「遅延再生」といって、見本を見せてから30分後に、記憶を頼りに描いてもらうというテストです。視覚認知力が弱い子どもは、このような複雑な図形を認識して模写をすることなどが難しく、なかなかうまく再現できません。

視覚認知力が弱いと、実際に目にしている場面の状況の理解が弱いなどということが原因で、衝動的に行動してしまい、非行に走るという子どもも少年院には多くいるそうです（もちろん、それだけが理由ではないですが）。

なお米国の少年院では、ビジョントレーニングを実践したところ、出所後の再犯率が大幅に下がったという事例もあります。

この図を描いた被験者のお子さんは（非行少年ではありません）、現在小学5年生ですが、字を書くことを嫌がり、授業にもついていけず、不登校にもなりかかっていました。

そこで小学4年生の3学期から、通級指導教室の先生の指導の下でビジョントレーニングを始めました。すると5か月間で、眼球運動もスムーズになったのです。さら

Reyの複雑図形テスト

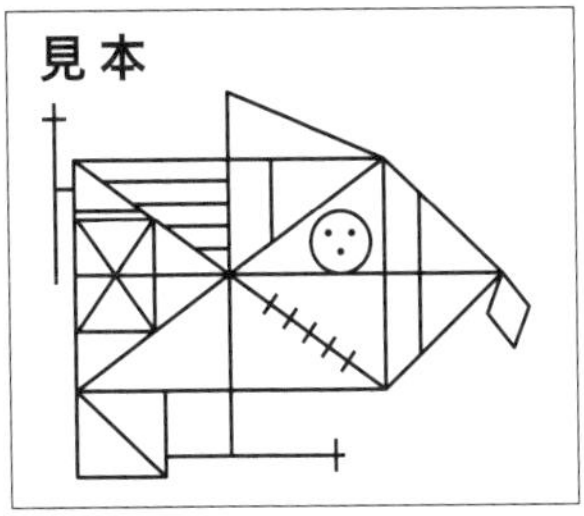

視覚認知力が弱い児童に、4か月にわたり毎日ビジョントレーニングを実施してもらい、トレーニングの前後で、Reyの複雑図形テスト（ROCFT）行った。①の模写では、見本を見ながらそのまま紙に再現してもらい、②の遅延再生のテストでは、見本の図を記憶してもらい、30分後に同様に紙の上に再現してもらった。

❶模写

4学年3学期（トレーニング前）

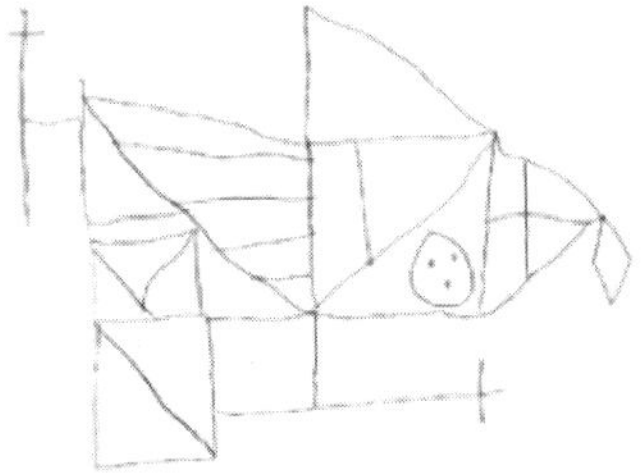

5学年1学期（トレーニング後）

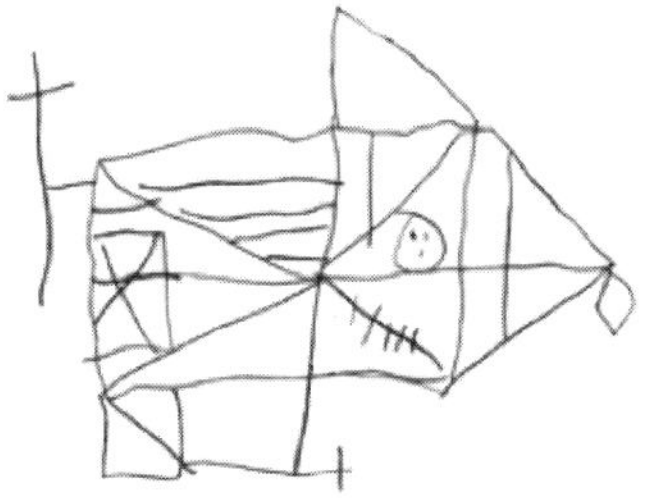

❷遅延再生（30分後）

4学年1月（トレーニング前）

5学年6月（トレーニング後）

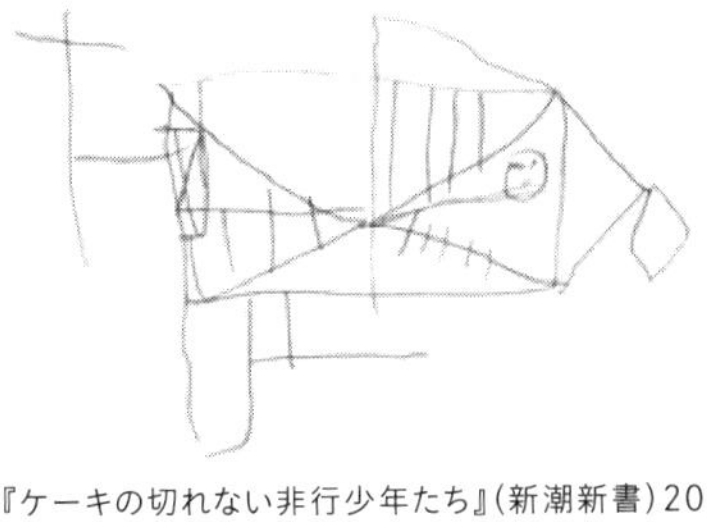

参考資料：『ケーキの切れない非行少年たち』（新潮新書）20p

に小学5年生の1学期には、字を書くことを嫌がらなくなるほどまで改善されました。

それまでは遊びといえば、部屋の中でゲームをするばかりだったのが、友達と野球やサッカーをして遊ぶようにもなったそうです。またトレーニング前は、音読するのも苦手で、勉強したくないと話していたのが、トレーニング後には、読むこと、書くことを嫌がらなくなり、自信が持てるようになったといいます。このように「視る力」は、物事を正確に判断して、行動を起こすことにもつながっているのです。

本章の最後に、お子さんとトレーニングを続けた方の事例を紹介しましょう。

自分も子どもたちも気持ちが落ち着くように

大野有深さん（43歳）

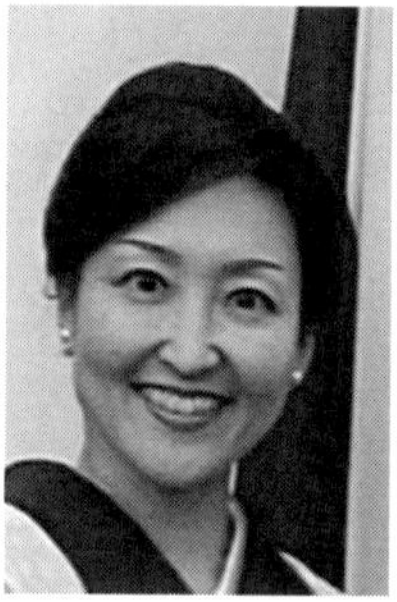

私がビジョントレーニングを本格的に始めて、6か月が経ちました。さまざまな変化を感じていますが、一番大きいのは仕事面に関することです。
以前は、仕事を辞めてしまおうかと思うくらい人間

関係に悩んでいましたが、ビジョントレーニングを始めると、まったく気にならなくなりました。悩んでいることがとてもちっぽけなことに思えて、もっと自分にできること、やらなければならないことがあると考えるようになったのです。

また、ビジョントレーニングで視野を広げることで、たくさんの情報を短時間で処理することができるようになり、ミスをすることも減ってきています。

二人の子どもたちはビジョントレーニングを始めて、1年2か月が経ちました。小学5年生になった息子は、3年生のときに学級崩壊を経験し、情緒面における不安や心配事が絶えませんでした。

一時期は私も、息子には何か発達障害があるのではないかと、検査を受ける覚悟までしていました。そんなときにビジョントレーニングに出会い、迷うことなく始めることになりました。

息子の情緒面における変化は著しく、始めて3か月ほどでずいぶん変化が見られるようになりました。それまでは学校であったこともうまく言葉にできないのか、ほとんど話してくれることはありませんでしたが、徐々に自分から話してくれるようになり、学校生活での息子の思いや行動がわかるようになりました。

もともとたくさんの感情や思いがあったはずですが、ビジョントレーニングを始める前はそれをどのように表現していいのかわからず、誰にも理解してもらえないイライラもあったのでしょう。

トレーニングを始めて1年ほど経った4年生の3学期には、児童会役員に立候補し、見事当選しました。児童会役員のスピーチで、「自分が苦しかった時期も先生やたくさんの仲間たちが正しい方向に導いてくれたので、今度は僕がみんなに恩返しをしたい」と言っていました。

トレーニングを始めるまでは、面倒なことから逃げることしか考えていなかった息子が、過去を振り返り、感謝の気持ちを持てるようになったこと、そして今度はたくさんの「ありがとう」を、みんなに返していきたいと言えるようになったことは驚きの変化でした。

また、習い事のサッカーにおいても、決められなかったゴールが決められるようになり、5年生からはさらにステップアップしたチームでプレイをする決意をし、日々練習に励んでいます。サッカーをする時間が増えたので、勉強が疎《おろそ》かになるのではないかと危惧していたのですが、宿題や復習はサッカーに行く前に終わらせるようになり、以前より時間の使い方が上手になりました。また勉強のはかどり方も向上し、勉強とスポーツの両立もできています。

Part 3

「1分」でできる メンタル・リセット術

眼のトレーニングでイライラが解消する

上司にこっぴどく叱責されて、憂鬱な気分に陥っているとき。

友人や知人からの何気ないひと言に、深く心を傷つけられたとき。

失恋をしたり、大切な人を何らかの理由で失ってしまったとき。

誰しもそんな、思い出すだけで嫌な気持ちになる体験や記憶があるでしょう。

トラウマや心の傷とまではいかなくても、日々の生活に慢性的なストレスを感じている人は決して少なくないでしょう。通勤時の満員電車ひとつを取っても、イライラしたりストレスを溜め込んだりする行動が日課になっていると、そのうち心身に大きなトラブルを起こしかねません。

嫌なことを思い出したとき、苦手な上司の前でプレゼンをするときなど、日常生活で緊張しているのを感じたら、眼を左右・上下・斜め上下に30秒ほど動かしてみてください。それだけで、リラックス効果が得られます。この眼球運動は、たとえ吊り革につかまりながらであっても実行できるのがポイントです。

これによって右脳と左脳にほどよい刺激があたえられ、次第に心のバランスを取り戻していく実感が得られるでしょう。

実際に寄せられるビジョントレーニングの効果のひとつに、**「イライラしなくなった」「性格がおだやかになった」**という声があります。

なぜ、眼球運動で、こうした効果が得られるのか？　これもやはり、脳の働きに関係しています。

イライラとは、インプットされた情報や体験に対して納得できず、感情をコントロールできないから発生するもの。

世の中にはささいなことにいちいち腹を立てない、強いメンタルの持ち主もいますが、こればかりは体調や精神状態にも左右されるので、自分の意志でどうにかなるものではありません。

しかし、感情を司っているのはあくまで脳です。**ビジョントレーニングによって脳の使い方を改善することができれば、制御力が高まり、感情のコントロールも上手になります。**

また、単純に不得手だったこと（たとえば読み書きや運動、手作業などですね）が、以前よりもスムーズにこなせるようになり、不愉快な思いを強いられる材料が減る、という利点もあるでしょう。

さらにもうひとつ、眼球運動には前頭葉の血流を高める効果があることが判明しています。これについては次の項に譲りましょう。

1分間の眼球運動で前頭葉の血流がアップ

10年前に私は、脳画像診断の権威でおられる加《か》藤《とう》俊《とし》徳《のり》先生が代表を務める株式会社脳の学校に依頼し、眼球運動をしているときに脳がどのように活動しているかを調べてもらいました。

眼球を動かしているときに前頭葉の中の後方の部分が活動をしているということはわかっていたのですが、具体的にどこまでの部分が、どのように働いているのかということはまだ詳しく調べられていなかったのです。

私は眼の専門家であり、脳の専門家ではありません。私が研究している眼のことが、どのように脳の働きとかかわっているかを、加藤先生のお力を借りて明らかにしたかったのです。そこで私自身が被験者となり、光脳機能イメージング装置を使って、さまざまな眼球運動をしているときの脳の血流を調べた結果、驚くようなことがわかりました。

まず、対象物を眼で追う追従性眼球運動をおこなっているときは、従来の眼球運動の司令塔といわれている部分の活動が見られたのですが、離れている対象物を視点をジャンプさせながら見る跳躍性眼球運動をおこなっているときには、前頭葉の中で従来の眼球運動の司令塔の部分よりはるかに広範囲にわたり、血流の上昇活動が起こりました。これは、**眼を動かすだけでも前頭葉の中が広範囲で活動することを示す、驚くべき結果でした。**

そして輻《ふく》そう性眼球運動、つまり「寄り眼」をしているときは、前頭葉の前のほうの部分・前頭前野の、集中力や意志的な活動を司る部分が働いたのです。

眼球を動かすトレーニングをすることで前頭葉の力、すなわちイメージする、集中する、感情のコントロールをする、意志決定をするなどの力も促進されるのではないかという推論を立て、トレーニングを指導していましたが、脳の血流の変化を調べることで、それが実証されたことになります。

本書でご紹介する体験事例の中にも、眼球運動のトレーニングで憂鬱な気持ちがすっと晴れたりする人もいますし、仕事をする前におこなうと集中力が高まる人もいます。それには、この実験結果が示すような眼と脳のつながりが関係していたのです。

眼球運動による脳の血流の変化

※血流の多いところが白く、少ないところが暗く映っています。

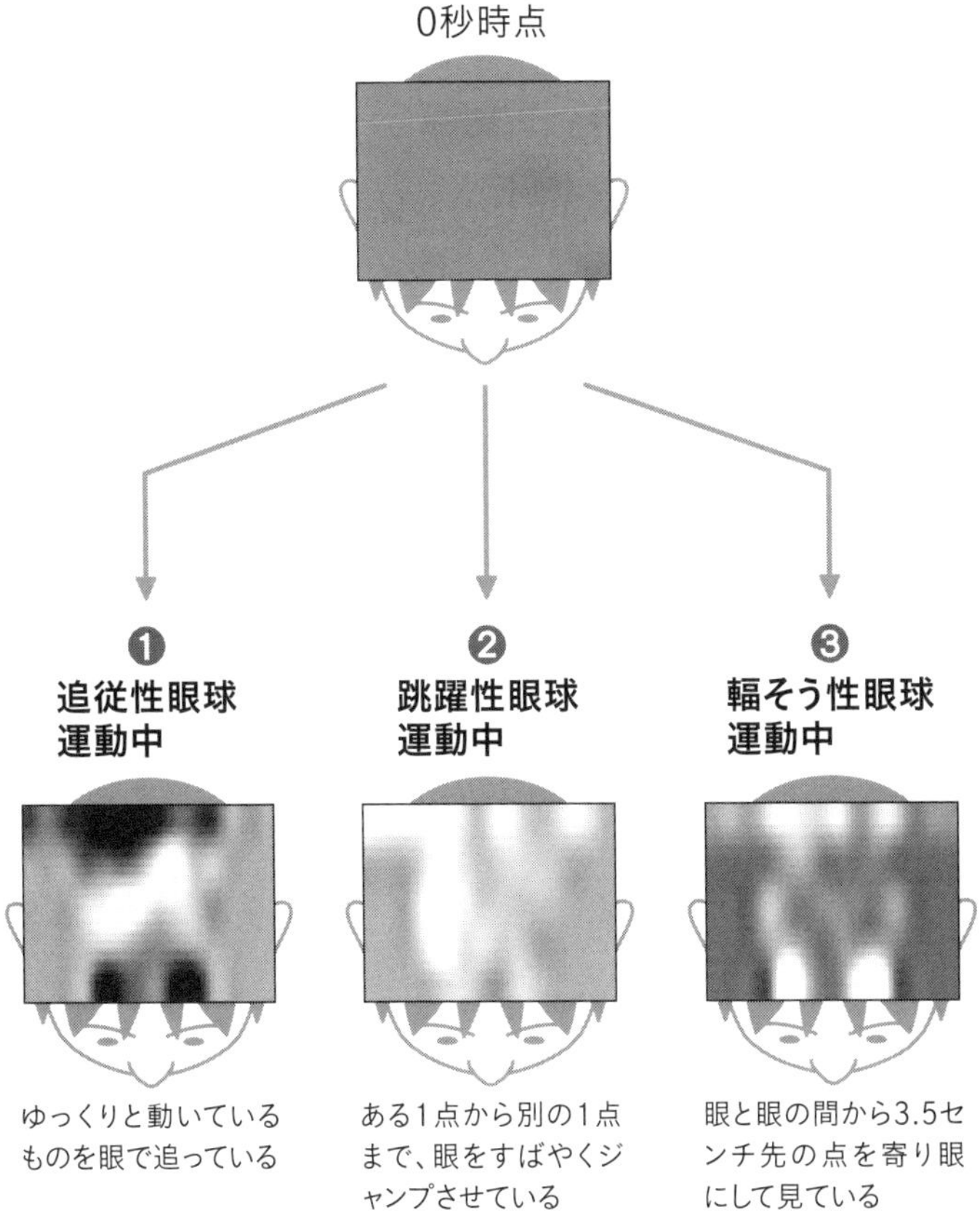

1分間の眼球運動で脳がリラックスする

眼球運動が脳や精神状態のコントロールにプラスの影響をあたえることは、もうご理解いただけたでしょう。

「視る力のトレーニング」は、毎日少しずつ継続することで大きな効果をもたらすものですが、その反面、驚くほどの即効性も持っているのが特徴です。

また別のデータをご紹介いたしましょう。

眼を動かすだけでよい脳波が出る

次の図は、前頭葉の脳波を測定するアルファテックという機器を使って測定した、私自身の脳波のグラフです。

実験内容は、非常にシンプルです。最初の1分間はただ眼を閉じて何もしていない状態で計測します。次の1分間は、眼を薄目の状態に保ち、そのまま眼球をゆっくりと一定のペースで左右に動かし続けただけ。次の1分間も、そのまま左右に眼球を動かし続け、その間の脳波を測定しました。

人の脳波は、大きく3つの状態に分けることができます。

まず**「α（アルファ）波」とは、人が最もリラックスした状態で出る脳波**です。大脳皮質があまり働いていない状態であり、覚醒はしていても安静を保った、刺激が少ないことを意味しています。

これに対して**「θ（シータ）波」は、さらにリラックスした状態**であり、眠りに入る前のまどろみを示しています。ただしこのとき、人は高い記憶力を発揮し、ひらめきを得やすい状態にあるのが特徴。就寝前、ベッドの中で突然いいアイデアを思いつき、慌ててメモ帳を探したりするようなことがあるのは、このためです。

これらに加え、**「β（ベータ）波」は人が緊張したりイライラして活動しているときに出るもの**です。

これを踏まえたうえで、円グラフの内訳に注目してください。私が左右に一定のリズムで眼球運動を続けていくうちに、最初はほとんどβ波が占めていた（つまり緊張していた）のに対して、少しずつα波とθ波が占める割合が拡大していることが顕著にわかります。

眼球運動による脳波の変化

❶開始時（眼を閉じて計測）

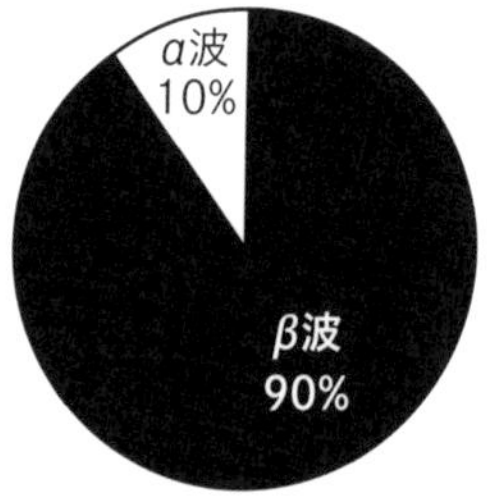

ほとんどをβ波が占めている。普通の緊張状態であることを示す。

❷1分経過（眼を動かしながら計測）

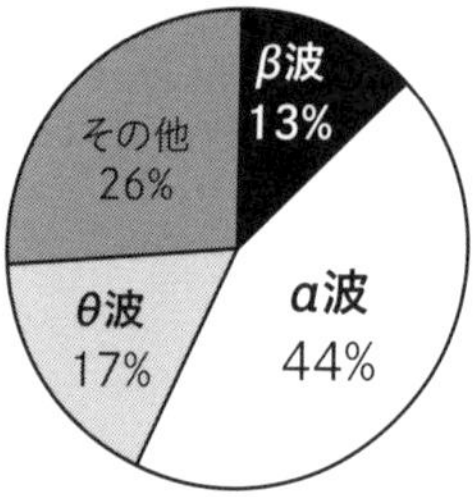

α波とθ波のバランスがよく、理想的なメンタルコンディション。集中・リラックスのバランスがよい。

❸2分経過（眼を動かしながら計測）

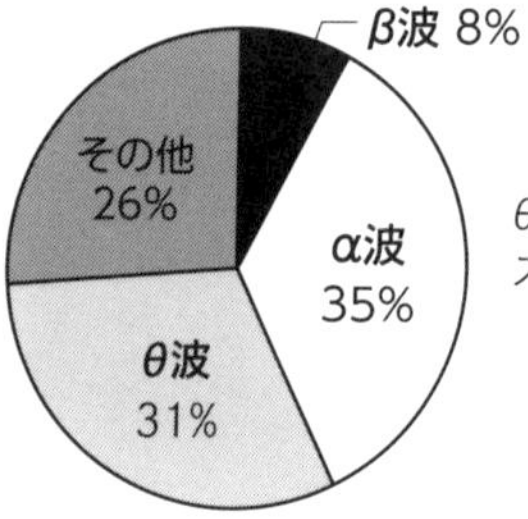

θ波が強くなり、リラックス状態が深まった。

最初の1分間は特に何もせず、眼を閉じて測定を行いました。このときの円グラフは、β波がほとんどを占めていました（円グラフ❶）。次の1分間では眼を軽く動かしながら、測定しました。このときの円グラフの状態は、α波とθ波のバランスが非常によく、要は心の落ち着いた、何をするにも理想的なメンタルコンディションであるといえます。

つまり**眼球運動を始めてすぐに、脳はリラックスした状態を手に入れた**ことを、このグラフは示しているのです。

ものごとに取り組む際に、少し眼球運動をするだけで、集中してリラックスしたよい状態を作り出せることが、このグラフからもわかります。眼球運動と脳波の研究はまだ始まったばかりですが、今まで取られた多くの人のデータからも、眼球運動からよいメンタルコンディションが作られるということができるでしょう。

パフォーマンスを高めるメンタルコンディショニング

仕事で結果を出すためには、メンタルコンディションが非常に重要です。ガチガチに緊張していたり、あるいは逆にだらりと気が抜けた状態では、ベストなパフォーマンスを発揮するのは困難でしょう。

巷《ちまた》ではα波を促すためのリラクゼーションＣＤなどが売られていますが、そうした道具に頼らずとも、眼球運動のコツさえつかんでしまえば、いつでもリラックス状態に入ることが可能です。多くの人の脳波を調べた結果、それは証明されているといえます。

緊張する場面の１分前に

たとえば、重要な会議やプレゼン、面接の前に、そわそわと落ち着かない気持ちでいるなら、１分間だけ薄目の状態（完全に閉じてしまっても問題ありません）にして、次のような眼球の振り子運動をおこなってみてください。

ゆっくりと、大きく、眼を左右、上下、斜め上下方向に、またぐるっと円を描くように動かします。ゆっくりとしたリズムから始め、だんだん速くしてみたり、自分が気持ちいいと感じられるテンポを探してみるのがいいでしょう。それにあわせて、呼吸も自分が心地いいと感じる一定のリズムをキープしてください。

よほど外的な邪魔が入らないかぎり、次第にα波が脳を専有し、落ち着いた、リラックス状態に到達するはずです。

大切な場面でいきなり試すのではなく、日頃からこうして気持ちを落ち着ける練習をしておくことをおすすめします。最も効果的なリズムや姿勢には、きっと個人差があるでしょうから、自分にとってのベストなリズムを探してください。

仕事をしたくない、気持ちがふさぐときに

人は日常の中で、さまざまな精神的プレッシャーと対峙《たいじ》しています。

緊張、不安、恐れ、仕事に行きたくない、外に出たくないという日もあるでしょう。

そんなネガティブな気分が晴れないときにも、眼を少し動かしているとだんだん気分が落ち着いてきます。

あるいは、ドキドキやワクワクといったポジティブな高揚感から、気負いすぎて冷静さを欠いてしまうこともあるでしょう。高ぶった気持ちをリラックスさせ、落ち着きを取り戻すことにも有効です。

眼を動かせばアイデアが湧く

眼を動かすとイメージが出やすくなるので、アイデアを出したいときに眼を動かしてみる。棋士の羽《は》生《ぶ》善治《よしはる》さんは、インタビューを受けて考えながら話されるとき、眼をキョロキョロ動かしていることがよくあります。誰か特定の相手と対話しているときに目線があちこち動くのはあまりよくないかもしれませんが、**アイデアの糸口を手《た》繰《ぐ》り寄せたいときに、このように眼を動かすのはとても有効です。**

アイデアにつまったときは考え込んでしまうのではなく、少し冷静になり、ぜひ眼を上下・左右に動かす、ぐるっと空中で円を描くなど、動かしてみてください。脳の動きも活性化され、よいアイデアが浮かぶ手助けとなるでしょう。

—怒りのコントロールに—

上司から理不尽に怒られた。

自分のせいじゃないミスなのに、自分に原因があるかのように責められた。

気がつけば自分にばかり仕事が集中して、残業続き。やり場のない怒りがふつふつとこみ上げてき、ノーと言えない自分自身に対しても自己嫌悪……。

忙しく働いていると、こうした怒りにとらわれる局面が日常的にあるかと思います。

怒りの感情が湧きそうになったら、人に当たったり態度に出したりする前に、一呼吸することがあるかと思います。アンガーマネジメントという怒りのコントロール法でも、怒りの感情が湧くのは6秒間といわれているので、その感情が持続しないように、その間に落ち着きを取り戻すことが推奨されています。

怒りの気持ちを鎮めるときに、私がすすめたいのは、**この感情の冷却期間にとりあえず眼を動かしてみること。10秒もあればよいかと思います。**眼を動かして何とか10秒やり過ごせば、怒りが収まるだけでなく、「よし、大丈夫!」といったポジティブな気持ちに切り替えることができます。

―心の安定を取り戻す3秒リセット―

人に嫌われたらどうしよう。

仕事で重大なミスをしたらどうしよう……。

そうした、なんとなくいつも不安な気持ちがある方も多いのではないでしょうか。

また、何か食べたい、気に入ったものはすぐに買いたい、という衝動的な欲求にとらわれがちで、冷静に物事を判断できないときもあるでしょう。


そんな心の不安定さを感じたときは、眼を3秒間ぎゅっと強く閉じてみましょう。

そしてそのままアゴを上げて上を向き、今度は大きく眼を見開きます。

すると一瞬で、自然と前向きな気持ちが湧いてきます。

これを漠然とした不安や欲求が薄れるまで、続けること。それが習慣になると、どんなときでも冷静に行動できるような自分に近づくはずです。

この1分以内でできるメンタルコンディショニング法は、いつでもどこでも、すぐに実践できます。仕事がうまくいって毎日が充実していると想像するイメージトレーニングとも併用しておこなってみましょう。

トレーニングは1日5分でもいい

ひと通りの理屈を理解していただいたところで、次の章からは実践編として、トレーニングの実践法を案内していきます。

しかしその前に、いくつか注意していただきたい点があります。

まずビジョントレーニングは、**とにかく楽しい気持ちで継続することで効果が上がる**ということが重要。疲れすぎて気分が乗らないときは無理をしないようにしてください。眼を楽しく気持ちよく動かしてみてください。

これは筋トレと同じで、何日かサボってしまったからといって、遅れを取り戻そうと長時間のトレーニングをしても意味がありません。むしろ、眼に急に高い負荷をかけることになり、逆効果になりかねないので要注意です。

トレーニングは1日5分、長くても15分以内にとどめるのがいいでしょう。

継続するコツは、毎日どの時間帯でおこなうのか、自分のライフスタイルに合ったタイミングを見つけることです。朝の歯磨きや洗顔と一緒にやるのか、それとも会社に出社してから職場でやるのか、それとも１日の終わりに、ベッドに入る前にするのか……。自分なりに続けやすいタイミングを探してみてください。

ただし私としては、**なるべく朝の時間帯におこなうことをおすすめしています。**

眼球運動は脳の活性化につながりますから、朝の「視る力トレーニング」は気持ちをスッキリとさせるのに最も効果的です。１日を快適にスタートさせる効果も得られれば、まさに一石二鳥というわけです。

もちろん、仕事を終えたあとでなければゆっくりと時間が取れないなら、それでも構いません。就寝前におこなう場合は、眼の筋肉を鍛えるメニューだけでなく、１日の眼精疲労を癒やす、「視野広げ」（１２８ページ参照）のようなリラックス系のエクササイズを取り入れるといいでしょう。

「視る力のトレーニング」はスキマ時間にすることもできます。日中、職場でのトイレ休憩時におこなうなど習慣にするのもいいでしょう。

慣れてきたら、メトロノームのリズムに合わせて眼を速く動かすなど、より難しいトレーニングにチャレンジしてみましょう。不安定な状態でバランスを取りながら、見る力をトレーニングするとさらにレベルの高いトレーニングになります。バランスを取る脳の三半規管と眼球は相互に信号を送り合っていますが、バランスと眼球運動を相乗効果で高めることができるのです。

―眼の筋肉を鍛えたあとは、休ませる―

そして最後に、トレーニングを終えたあとには、心身を少し休ませてあげることも重要です。すぐにスマホやパソコンの画面を注視するのは、できれば避けたいところ。眼を閉じて周囲をマッサージしたり、遠くをぼんやり見つめて眼の筋肉をゆるめてやったり。入浴して血行をよくしたり、首や肩まわりの筋肉をストレッチでほぐすのも効果的です。

眼の筋肉を鍛えたあとにはきっちり休ませることで、いっそう高いトレーニング効果が生まれます。

こうした習慣をうまく続けることができれば、いつのまにか、疲れにくい眼を手に入れていることに気がつくでしょう。

そしてゆくゆくは、集中力が上がることで、生きる楽しさも自然と湧いてくるはずです。これまで苦手意識があってやる気が起こらなかったスポーツや、指先を使うような創作的な趣味にチャレンジするのもいいでしょう。ひたすら寝て疲れを取るような休日ではなく、外出して眼を動かしていろいろなものを見ながら、散歩やショッピングを楽しむのもいいかもしれませんね。

ウィークデーは仕事に集中して生産性を高め、眼の疲れは週末まで持ち越さずに毎日取り、活動的に休日を過ごせたら、きっと人生が変わっていくはずです。

気持ちの切り替えがうまくなった

宮川彩さん（31歳）

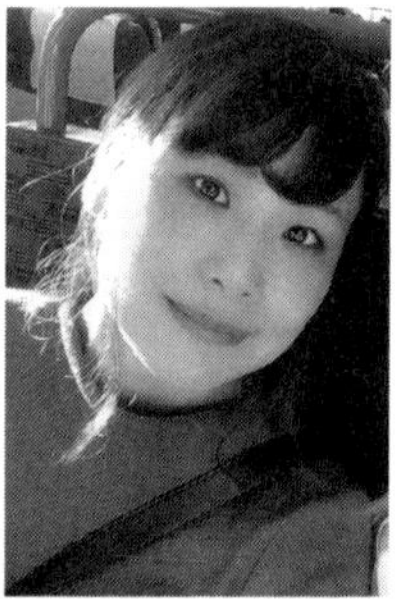

1か月続けた感覚として、ビジョントレーニングをしたあとは頭がスッキリし、その後の行動（たとえばお弁当作り、スクワット）を比較的スムーズに始めることができるようになりました。これまでは家を出る

時間ギリギリまで寝ていたのですが、シャキシャキ行動できるので、朝に余裕ができました。

また気持ちを切り替えられるようになり、朝「仕事に行きたくないな」とネガティブな感情を持ちがちだったのが、「そこまででもないな」と前向きに気持ちが切り替わって、気持ちよく出勤することができるようになりました。

［北出感想］
「次の行動にうつることが早くなった」「切り替えが早くなった」という変化は、脳の前頭葉の働きがよくなっていることも理由のひとつかと考えられます。眼を動かすことで前頭葉の血流がよくなり、意欲・集中力を高めたり、ネガティブな感情を抑え、状況を客観的に見ることができるようになるということもあるのです。

楽しくなるイメージとあわせて実践した

上田治彦さん（46歳）

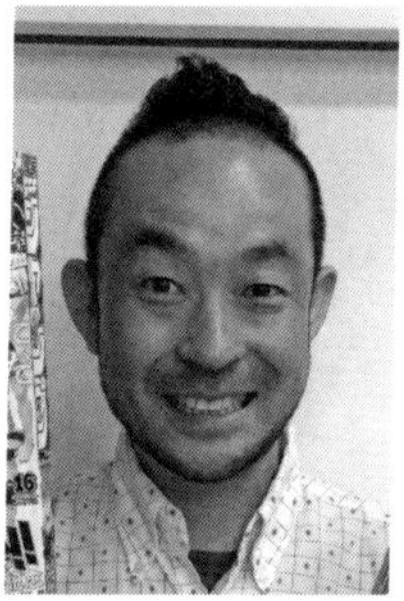

【跳躍性眼球運動】

メトロノームを使って、1分間テンポ100ビートからスタートしました。2週間後からは120、126、132、138に上げて実施しました。速いスピードでやるほうが、指にピタッと眼が留まる感覚でした。実施しているときは、口角を上げながらトレーニングをすると、視界、頭がスッキリ、クリアになりました。

【追従性眼球運動】

「楽しいことをイメージ」してからおこないました。イメージすることを、言葉にしてみたりもしています。たとえば、「お寿司、お寿司」といった具合に小さい声で言っています。今後の楽しみというより、これまでの楽しかったことをイメージすると、やりやすかったです。3週間目からは、好きなものの写真を見てからスタートするようにしました。

【弓矢のポーズ】

弓矢のポーズのテンポは１００からスタートして、１２０など少し速めたときがありました。速いときは、遠くを見るときに焦点が合いにくかったので、テンポは元に戻しました。

（ビジョントレーニングを経て）

朝に実施したあとは、まず視覚が明るく、くっきり見え、脳に力が入る（イメージです）感じがしました。仕事中も不定期に眼を動かすことで、疲労が取れて、その後集中できたり、何かすべきことを思い出したりしました。

［北出感想］

上田さんは楽しいイメージを口に出しながらやられたり、写真を見てから行われたり楽しく工夫されていますね。脳のいろいろな部分が刺激され、幅広く脳を使うトレーニングにもなります。楽しく続けることで意欲が高まるホルモンが脳から分泌されますので、効果も上がりやすくなります。

頭もスッキリ、視野もスッキリ

大藪聡さん（35歳）

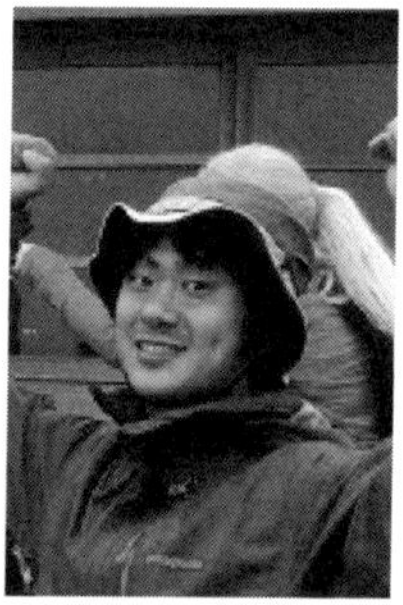

トレーニングを始めて1か月、起床後、すぐにトレーニングを実施しております。跳躍性眼球運動を片足立ちで、その後は追従性眼球運動↓弓矢のポーズ↓視野拡大と続けます。大体1〜2分程度です。

効果の実感としては目覚めのスピードが速くなりました。特に朝のぼんやり感や頭の重い感じがスッキリしました！

2か月半後、起床後の目覚めのよさは依然、継続しております。よく起きていた頭痛も消えました。

Part 4

「1分」で頭も体も目覚める
アイ・トレーニング

[基本編]眼の筋肉を鍛える6つのトレーニング

気持ちがふさぐとき、不安なことがあるとき、イライラしているときなど、眼を動かすだけですぐにメンタル的な効果が表れますが、感情が安定している日でも、できれば1日数分だけでも、集中して眼を動かす習慣を身につけましょう。この章の前半では、眼のさまざまな筋肉を鍛えるための、6つの基本のトレーニングをご紹介します。

常に忘れないでいただきたいポイントは、必ず眼球を動かすよう意識すること。そうでないと、眼の筋肉はゆるんだままで、効果は表れません。3分から5分で6つすべてのトレーニングを終えられるはずです。時間がないときは、どれかを数秒だけでもかまいません。人目が気になるときは眼を閉じて、安全に注意して行いましょう。

基本❶ 輻《ふく》そう性眼球運動

両眼をぎゅーっと鼻筋に向けるようにし、眼を寄せる力（輻そう）を鍛える。毎日続けたい基本のトレーニング

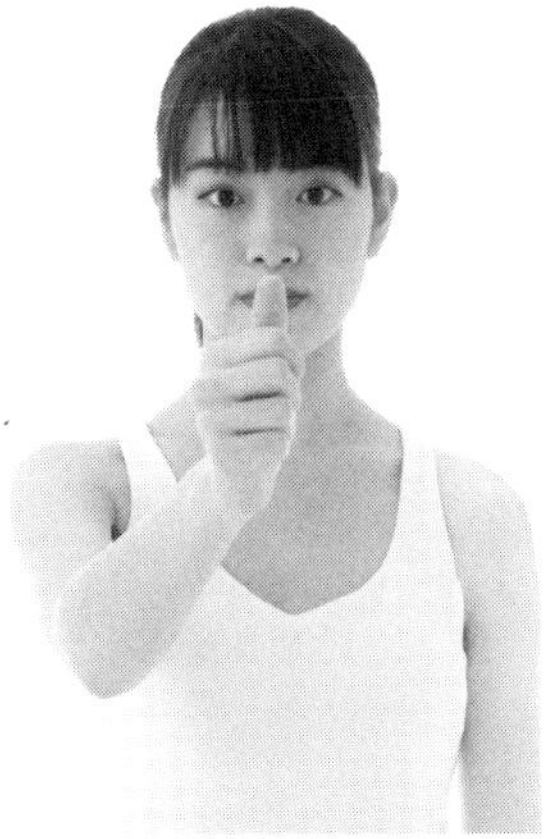

❶眼と眼の間から40センチの距離に親指を立て、ゆっくり目元に近づけていく

ポイント
最初から寄り眼にしづらい場合は、手で片眼を押さえて、片方ずつ寄り眼にしてもOK

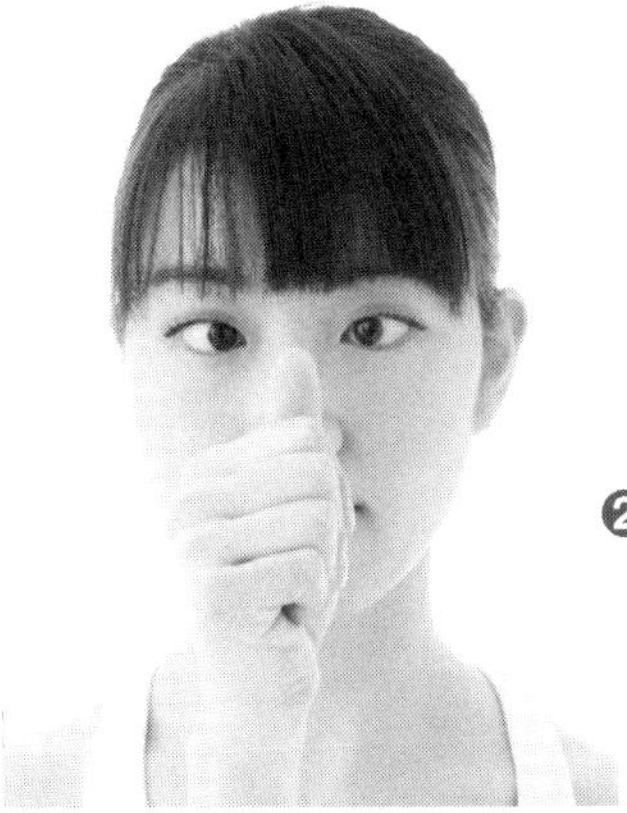

❷焦点が合う限界の距離で5秒キープし、限界の距離を少しずつ縮める（これを5回繰り返す）

基本❷ ヘッド・スウィング

眼は1点を見据えたまま、頭を動かし、いろいろな方向に三半規管から眼を動かすトレーニング

❶基本❶と同様に、眼と眼の間から40センチの距離のところに親指を立てる

❷親指の先に視点を固定したまま、頭を左・右／上・下／斜め上・斜め下に振る(左の写真参照)

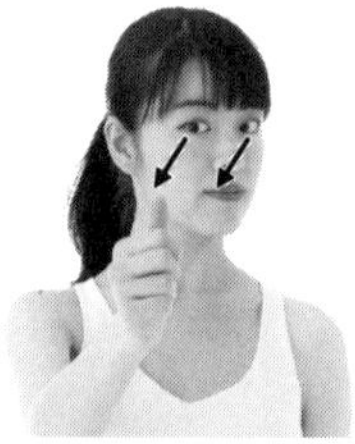

頭を左に振って、眼の右端で指先を見る

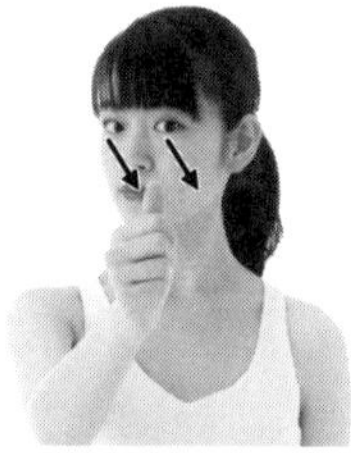

頭を右に振って、眼の左端で指先を見る

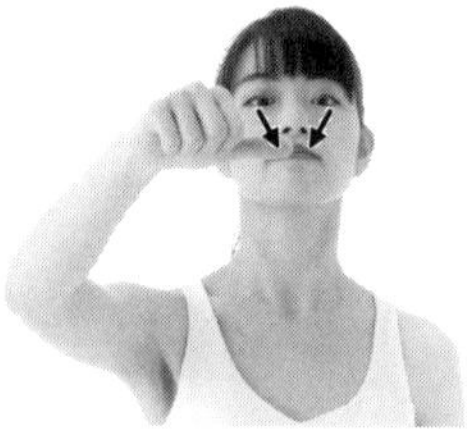

アゴを上げて、下目づかいで指先を見る

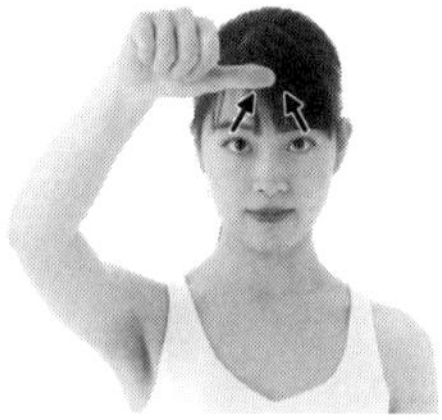

アゴを引いて頭を下げ、上目づかいで指先を見る

❸同様に、親指の先に視点を固定したまま、ぐるっと時計回り・反時計回りに円を描くように頭を振る

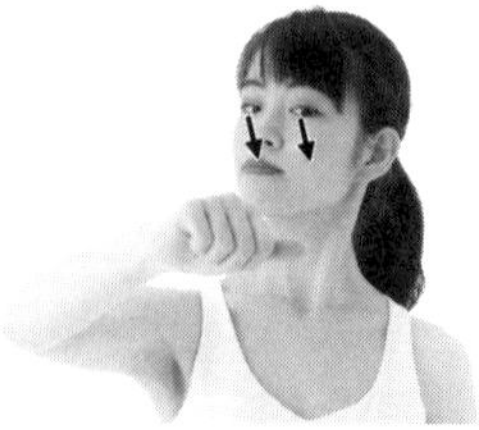

頭を右上方向に上げ、斜め下を見る感じで指先を見る(左方向も同様に)

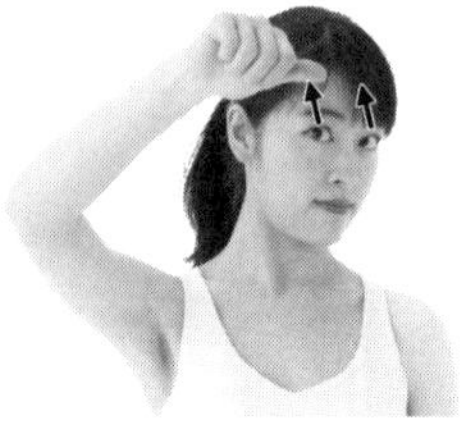

頭を左下方向に下げ、斜め上を見る感じで指先を見る

ポイント
親指は動かさずに定位置をキープ。首のリラックスにもつながる

基本❸ 追従性眼球運動

頭を固定したまま、ゆっくりといろいろな方向を眼だけで追うトレーニング。眼のストレッチにも

❶腕を伸ばし、親指を立て、親指の先を注視しながら、腕を左・右／上・下／斜め上・斜め下に動かす（左の写真参照）

❷同様に、親指の先に視点を固定したまま、頭を中心にしてぐるっと時計回り・反時計回りに腕を回す

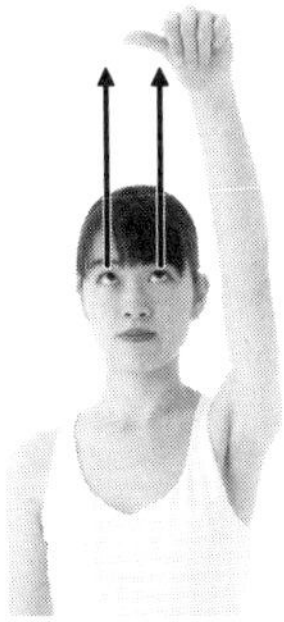

眼だけで上の指先を見る

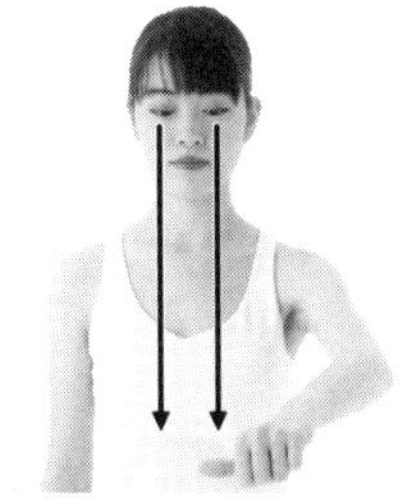

眼だけで下の指先を見る

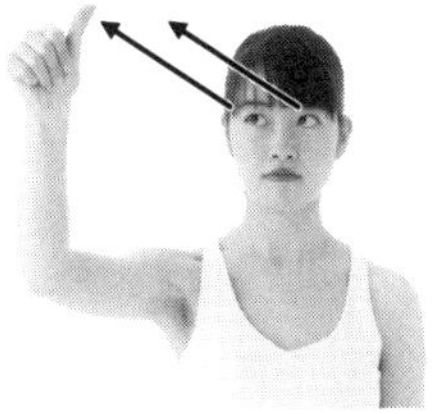

眼だけで右斜め上の指先を見る

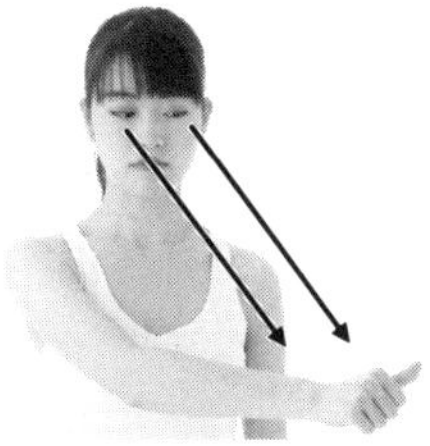

眼だけで左斜め下の指先を見る

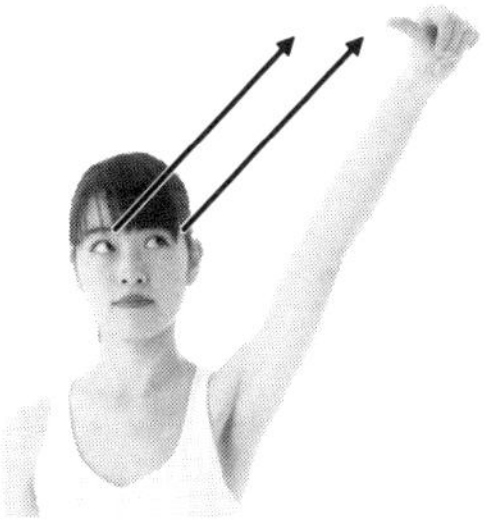

眼だけで左斜め上の指先を見る

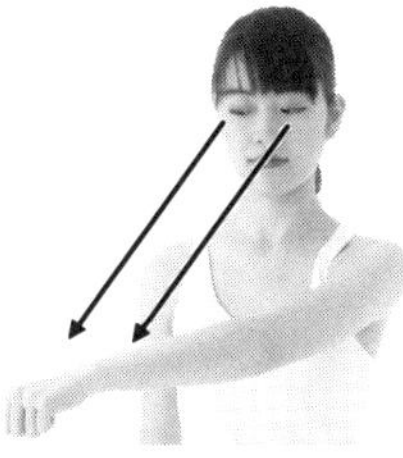

眼だけで右斜め下の指先を見る

ポイント

頭が動いてしまうと眼の筋肉が動かないので、できるだけ固定する

基本❹ 跳躍性眼球運動

テンポよくすばやく目線を移動させる眼筋運動。頭の中もスッキリクリアに

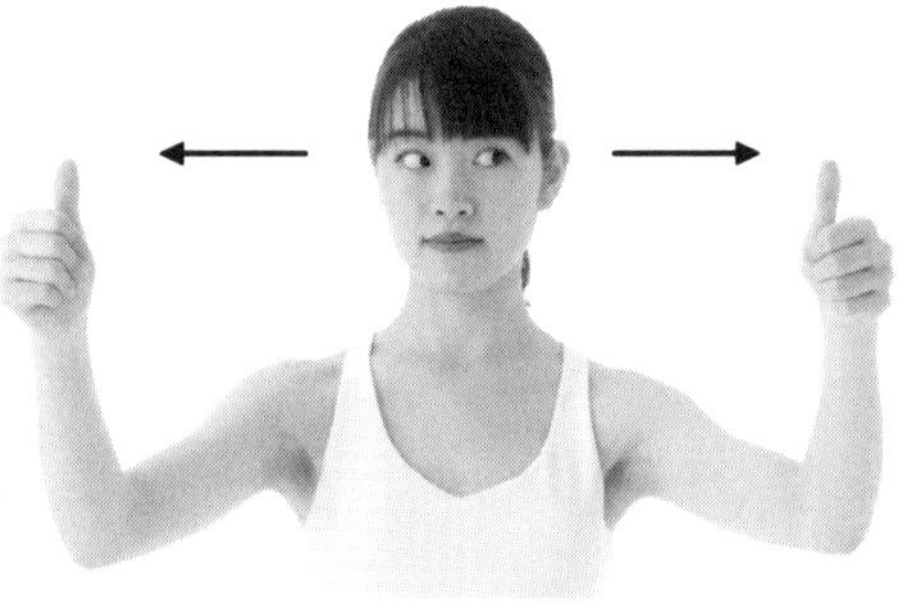

眼を左右に動かす

❶ 肩幅から30〜40センチくらいまで両腕を開き、親指を立てる。慣れてきたら50センチ以上広げる。難しい人は、逆に狭くしてもよい

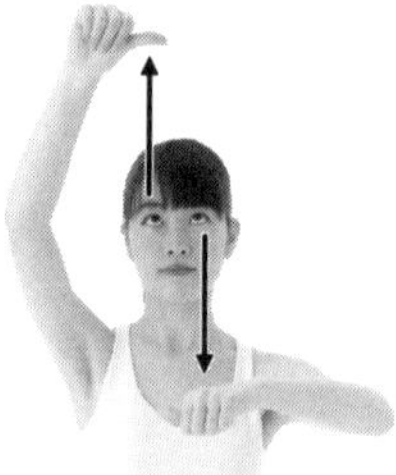

眼を上下に動かす

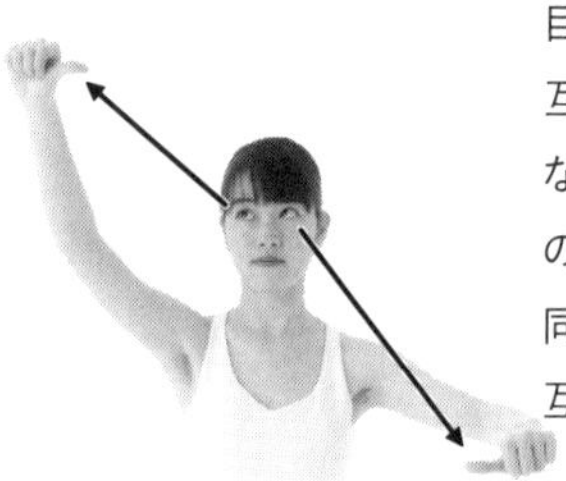

眼を斜め上・下に動かす

❷ 頭はしっかり固定し、目先だけで両指を交互に追う。左右だけでなく、上下、斜め上・下の方向にも腕を広げ、同様に目先だけで交互に追う

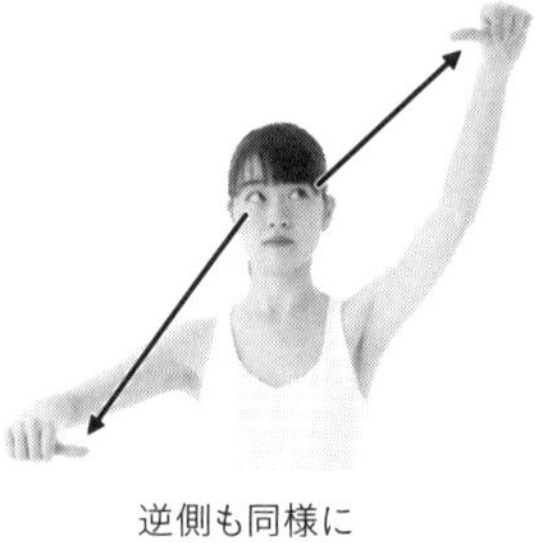

逆側も同様に

ポイント

だんだん両腕の幅を広げていく。人前では指を使わなくてもOK

基本❺ 弓矢のポーズ

遠くを見る力と、近くを見て両眼を寄せる力がつく

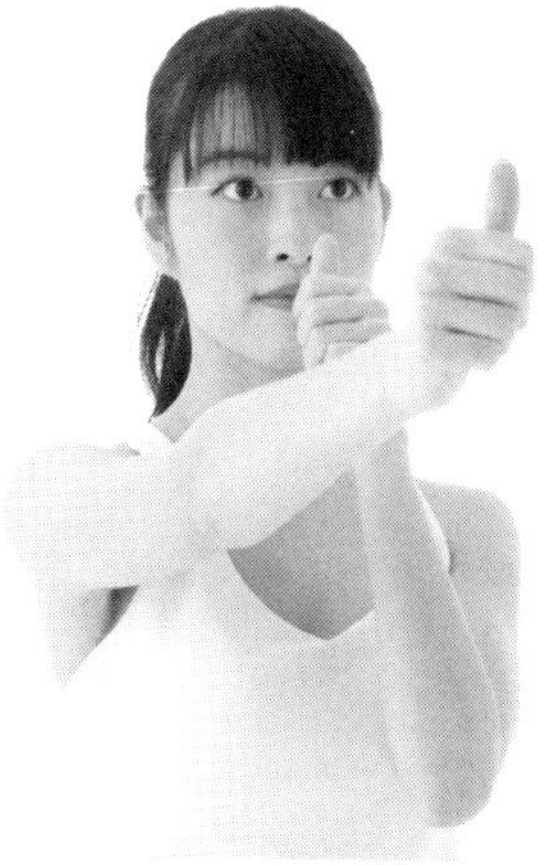

❶両手の親指を立てる。片方は腕を伸ばして遠くに、もう片方の手は、眼と眼の間から5センチくらいの位置に置く

ポイント

基本❹と同じく、テンポよく目線を移動させよう

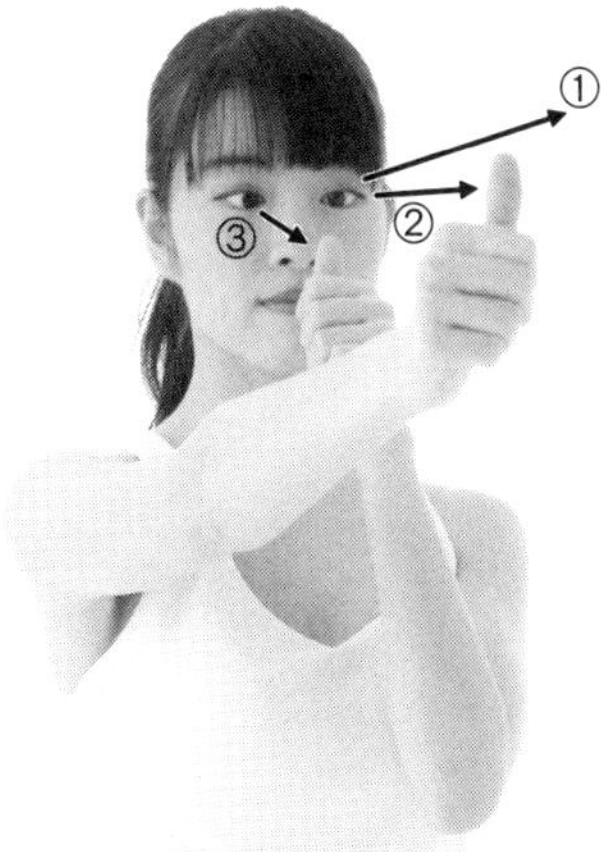

❷伸ばしたほうの指の先から3メートル以上くらい離れた遠い点を見て（①）、次に遠いほうの指先（②）、寄り眼にして目先の指先の3点（③）を交互に見る。それぞれしっかり約3秒かける。これを5回繰り返す

基本❻ 視野広げ

視界がぐっと広がり、気分もポジティブになる

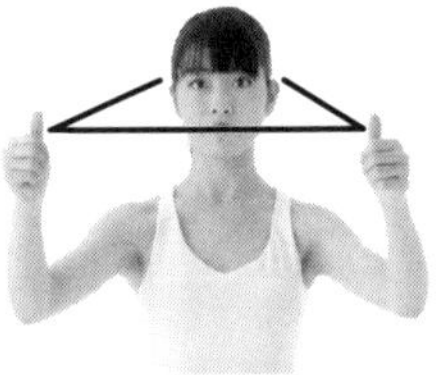

❶親指を立てた両腕を、肩幅よりも少し狭いくらいにゆるく広げる

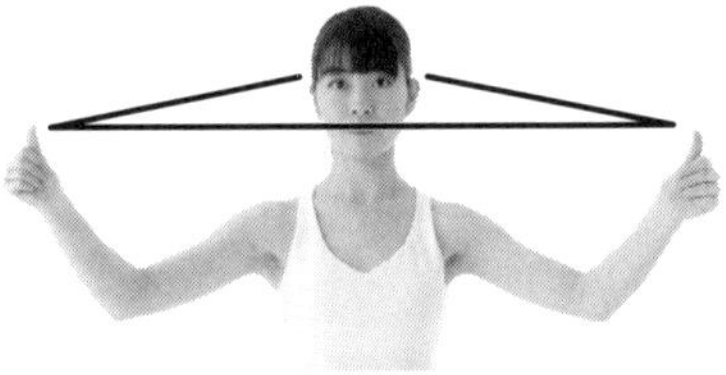

❷眼は前方遠くを見据えたまま、視界の端で親指の先を意識しつつ、両腕をゆっくりと左右に広げていく

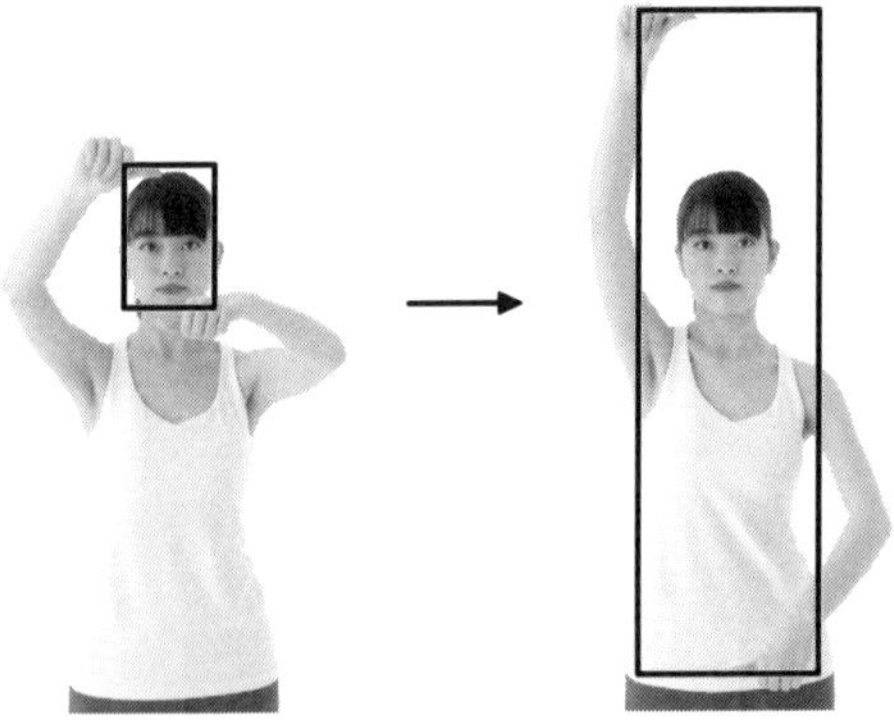

❸同様に、上下にも両腕を広げていく

ポイント
眼の力を抜いてぼーっと遠くを見ながら、視野の端で指先を捉えるイメージで

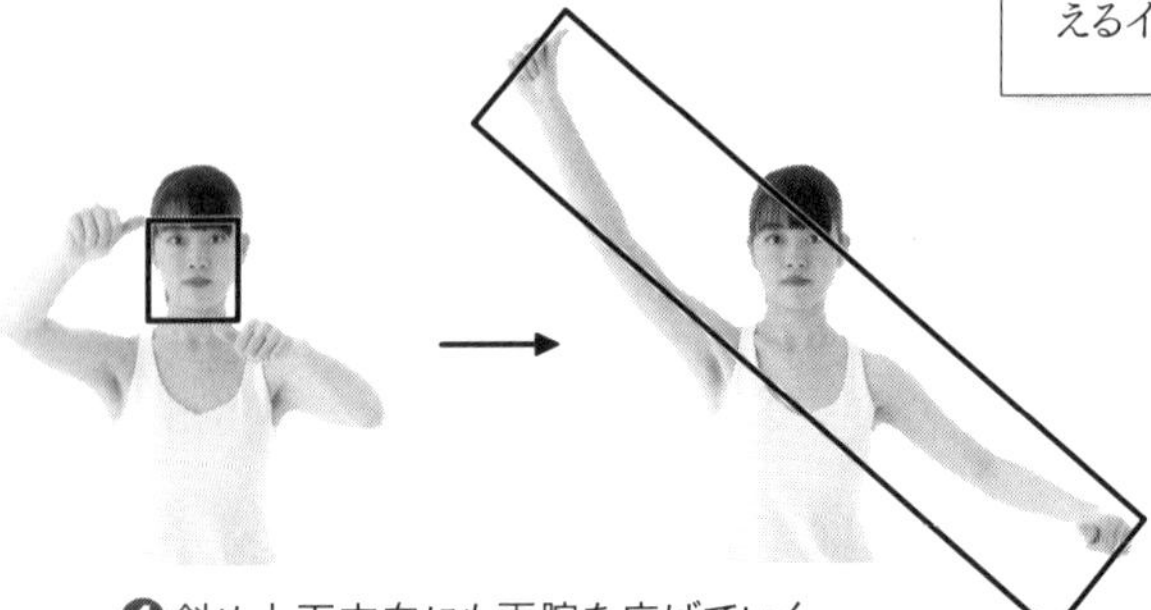

❹斜め上下方向にも両腕を広げていく

［応用編］基本のトレーニングを使った全身のエクササイズ

私が近年力を入れているのは、基本の眼のトレーニングとヨガのポーズを組み合わせ、全身を動かしながら眼球を動かす習慣の提案です。

一見難しく見えるかもしれませんが、頭や眼球を使って「基本のトレーニング」をおこないながら、体も同時に動かすというシンプルなものです。体を動かすことでボディイメージの力が高まり、視空間認知力も鍛えられます。

「基本の6つのトレーニング」を振り返り、あくまで「眼球を動かすエクササイズ」が基本にあることを意識しながらおこなうことをおすすめします。ゆっくり深く呼吸をすることもお忘れなく。

応用❶ 木のポーズ

バランスを取りながら眼球運動をすることで、バランス能力と眼球運動の向上も期待でき、転倒予防にもつながる

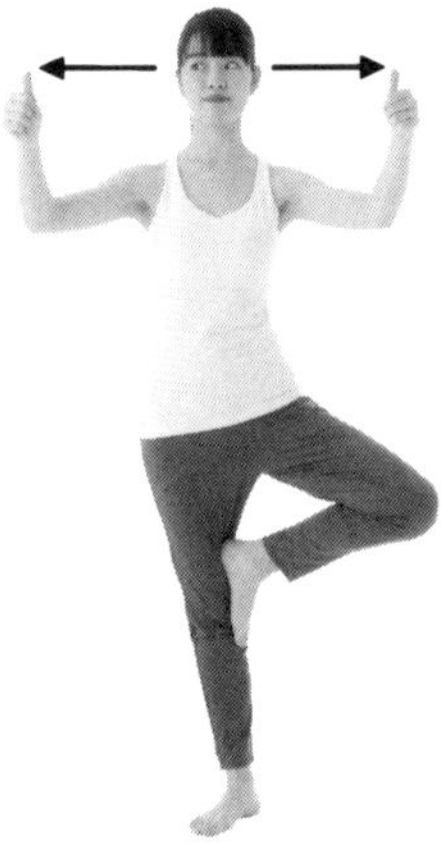

❶片足をもう片方のふくらはぎにつけて直立し、親指を立てた両腕を肩幅くらいに広げる

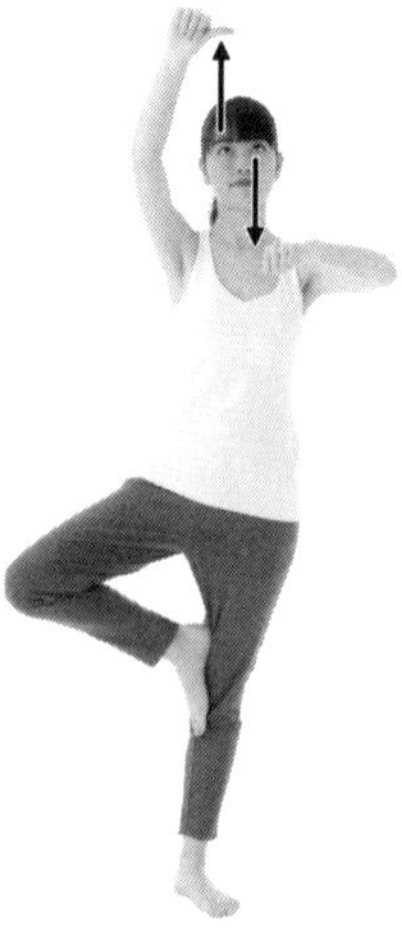

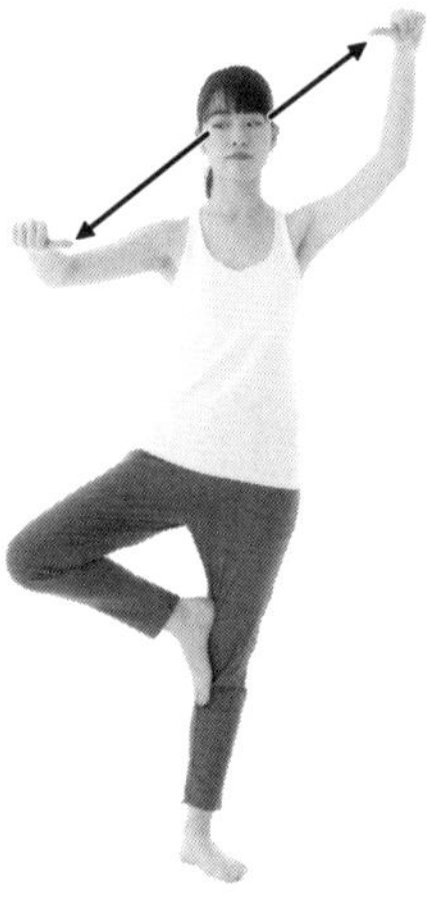

❷このポーズをキープしたまま、左右、上下、斜め上・下方向に目線をジャンプさせる基本❹の跳躍性眼球運動をおこなう

ポイント

直立が難しい場合は、片足をつける位置をすねのあたりまで低くしてOK

応用❷ 時計のポーズ

最初は1点を見ながらポーズを取ることから始めよう。体の軸が安定すると脳が活性化され、眼を動かしやすくなる

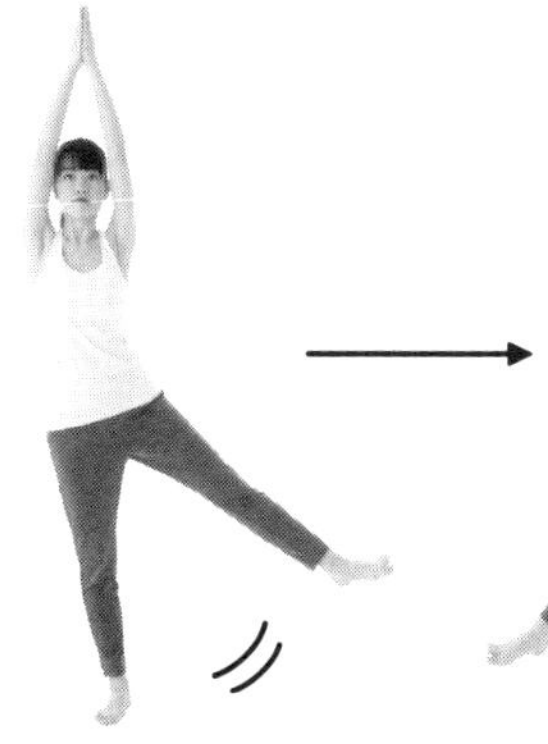

❶まずは眼のことは考えず、体をまっすぐにして足だけ時計の振り子のように左右、前後に振るポーズをし、準備体操を。

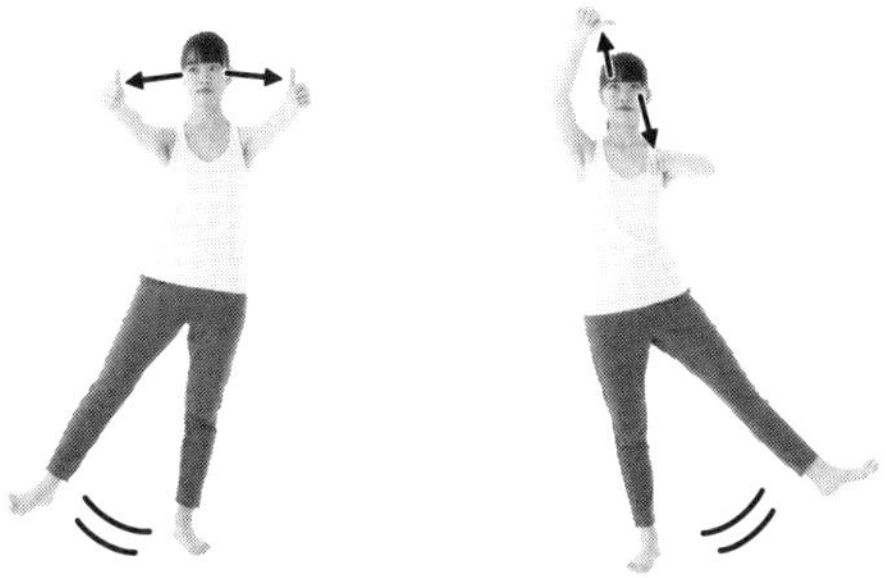

❷❶の全身運動に加え、左右、上下、斜め上・下方向に目線をジャンプさせる基本❹の跳躍性眼球運動をおこなう

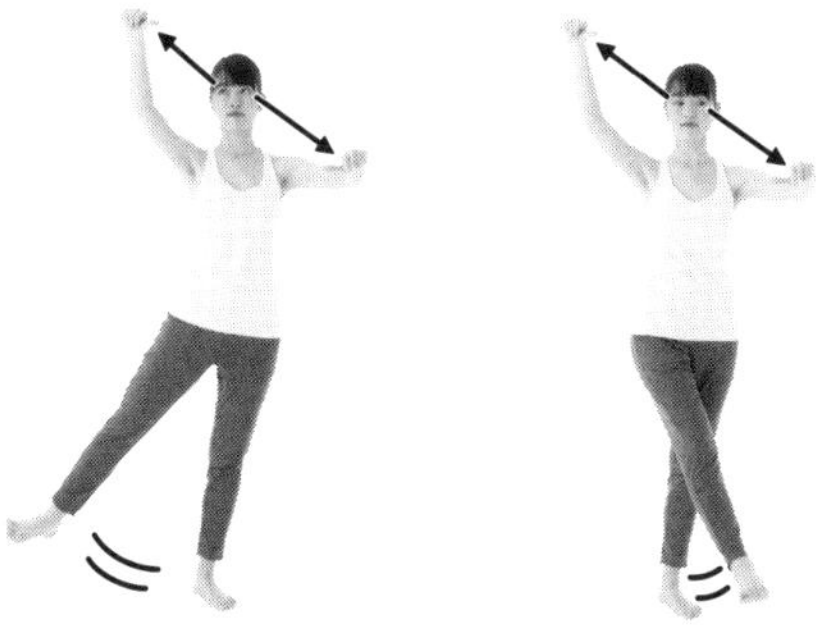

ポイント

体が傾かないように中心軸をしっかり意識すること。足はまっすぐ伸ばす

応用❸ 英雄のポーズ

難しい体のバランスを取りながら眼の跳躍運動をすることで、集中力がアップする

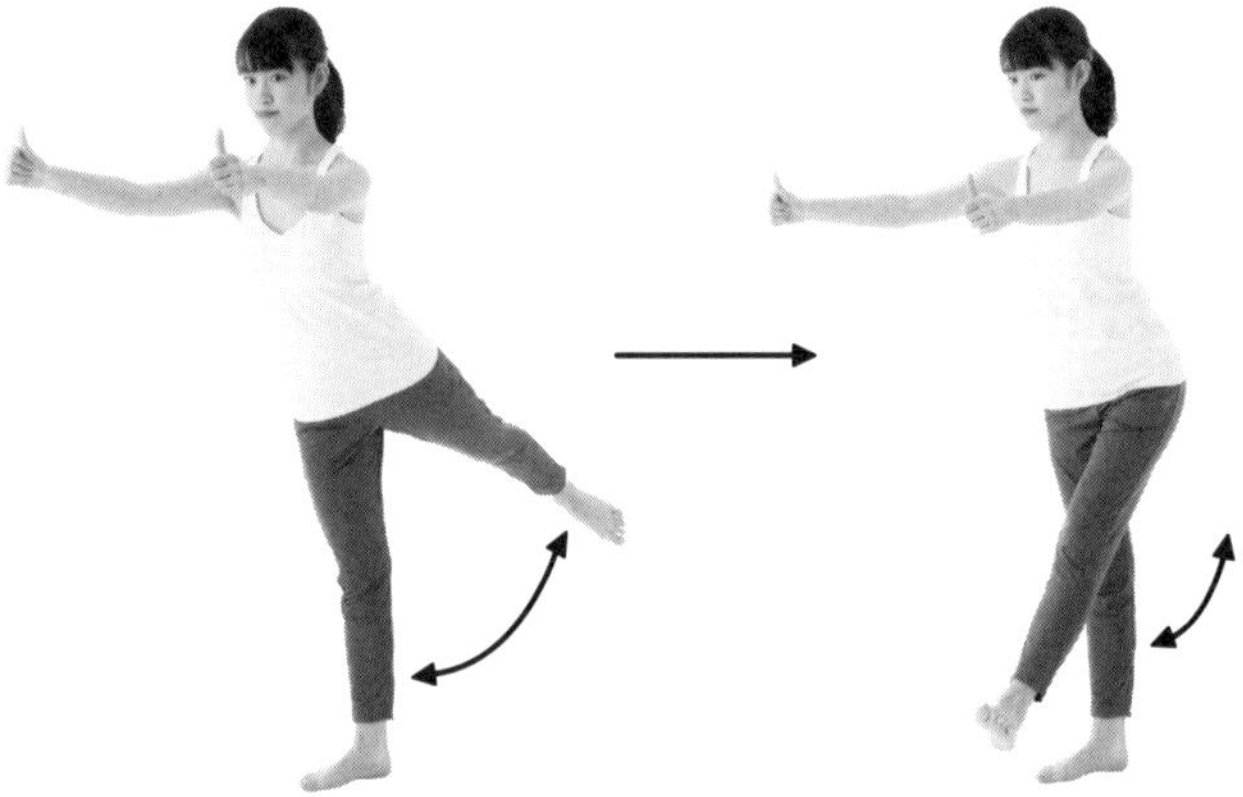

❶直立した状態から上半身を前方に傾け、片足をできるだけ高く後ろに上げる。足を前に出す、後ろに高く上げるという動作を振り子のように繰り返す

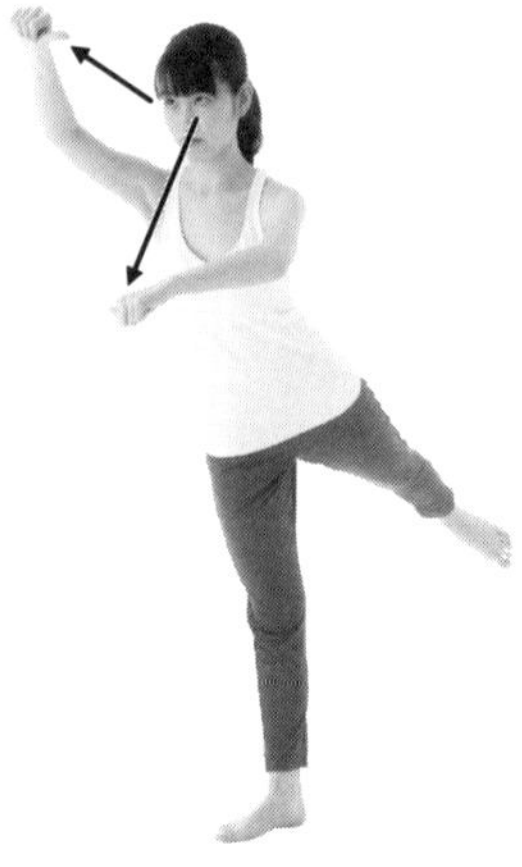

ポイント
眼を動かす前に、まずはポーズがしっかりできるように練習する。足はまっすぐ伸ばす

❷❶のポーズを取りながら、左右、上下、斜め上・下方向に目線をジャンプさせる基本❹の跳躍性眼球運動をおこなう

応用❹ ラインウォークとクロスウォーク

脳を活性化し、ストレス状態でも眼を動かすトレーニング

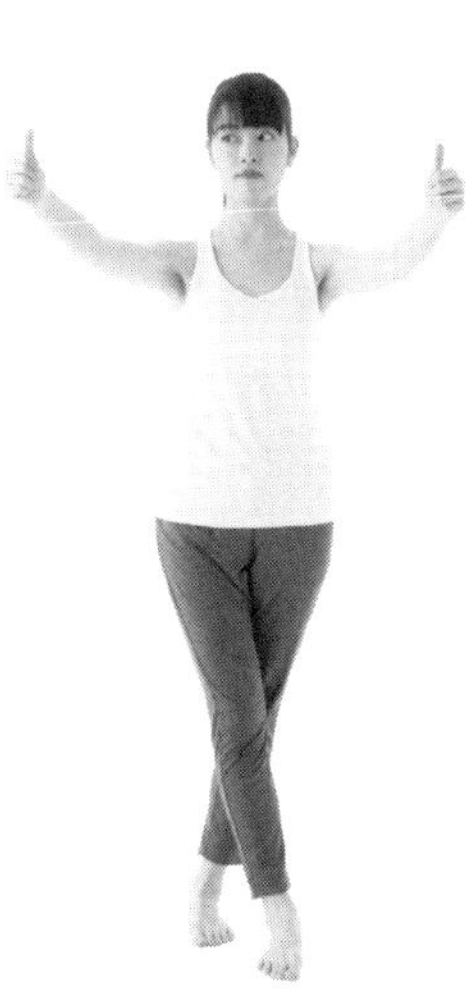

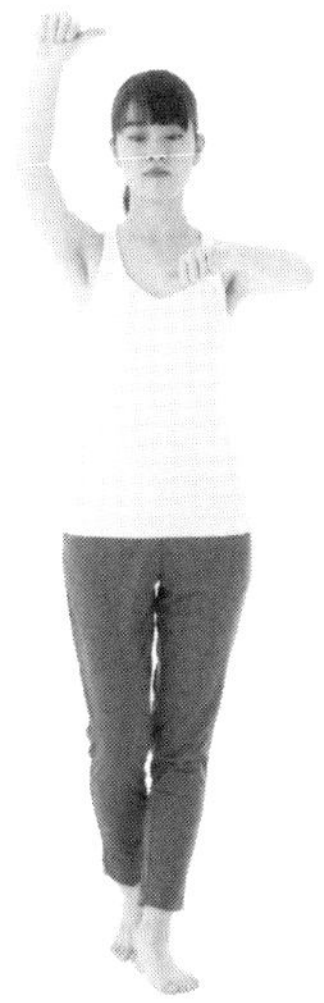

❶左右の足をクロスさせながらゆっくり前進する。腕は視界の範囲で左右、上下、斜め上・下に広げ、目線をジャンプさせる基本❹の跳躍性眼球運動をおこなう

❷1本のライン上を歩くようにまっすぐ前進しながら、❶と同様に、基本❹の跳躍性眼球運動を行う

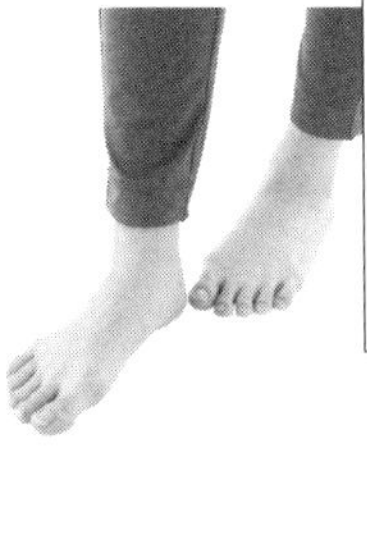

ポイント
視野を広げる基本❻視野広げと組み合わせてもよい。❷のラインウォークのときは足はまっすぐに出す

応用❺ アヒルのポーズ

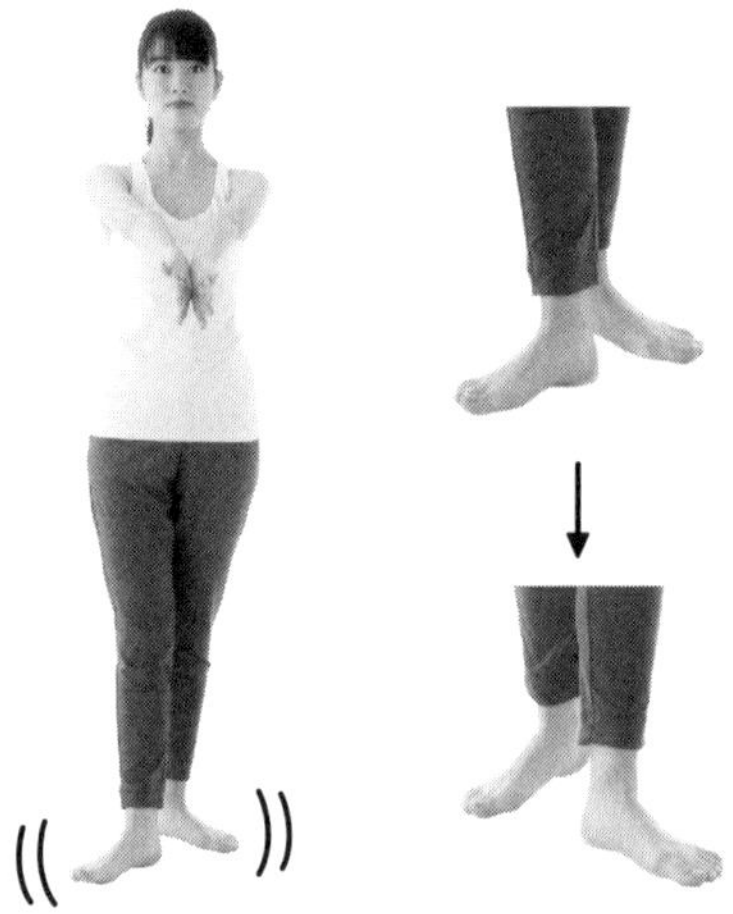

頭を動かさず、遠くの1点を見ながら前後に「アヒル歩き」をする。腕はまっすぐ前に伸ばし、手の甲をくっつけると体の軸が安定する

ポイント
なるべくかかと同士を近づけ、足先を広げるように前後に歩く

応用❻ ハトのポーズ

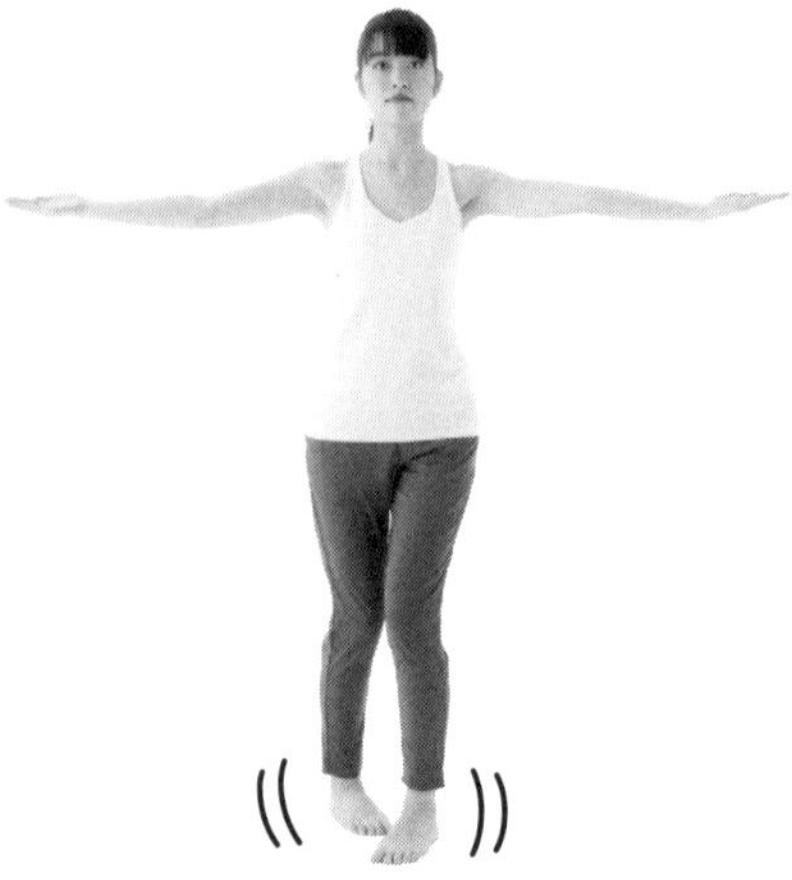

腕を左右に水平に伸ばし、内股で前後にゆっくり歩く「ハトのポーズ」をしながら、頭は固定して眼球だけ動かし、左右、上下、斜め上・下方向に目線をジャンプさせる基本❹の跳躍性眼球運動をおこなう。体の軸が安定する

ポイント
足の親指同士がくっつくくらい、できるだけ内またで歩く

応用❼ スキップ

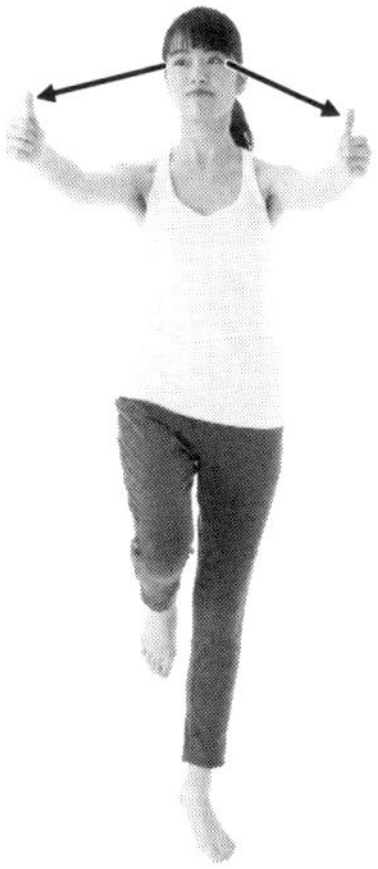

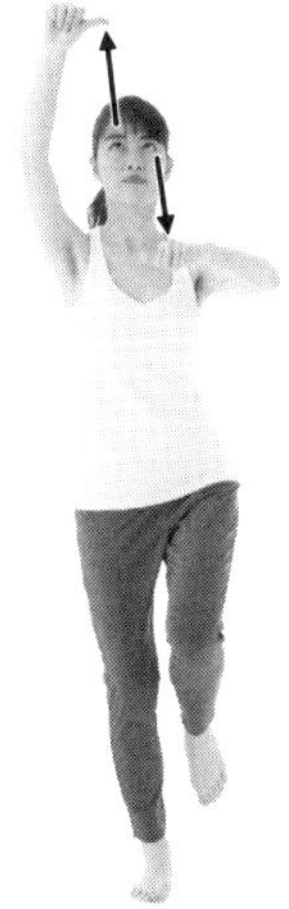

その場でスキップしながら、腕は視界の範囲で左右、上下、斜め上・下に広げ、目線をジャンプさせる基本❹の跳躍性眼球運動をおこなう

ポイント

短くはねるくらいの跳躍でOK。ふくらはぎの筋肉を使い、血流もよくなる

応用❽ V字バランス

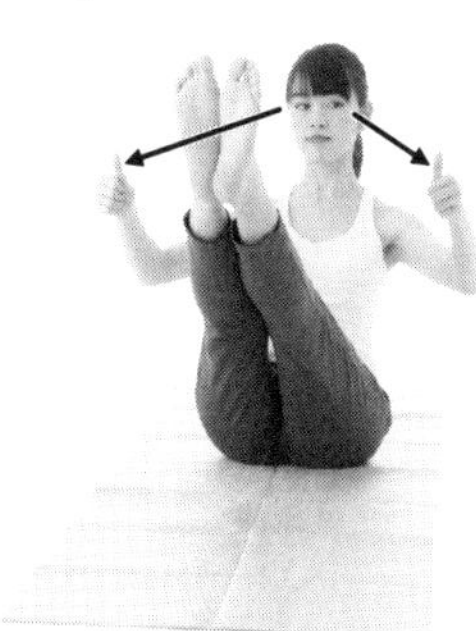

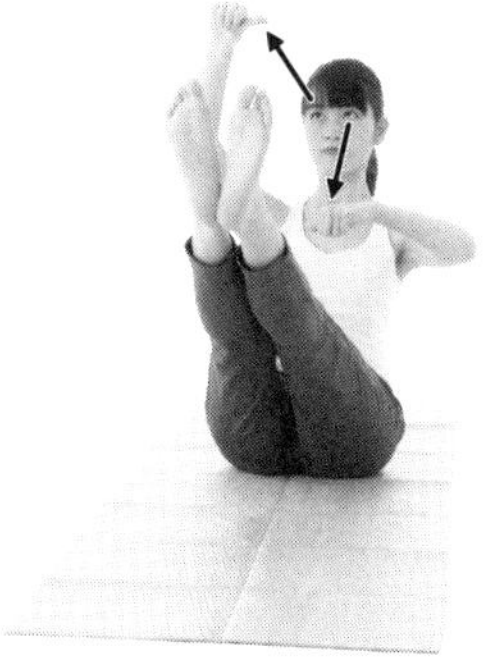

ポイント

足は少しずつ上げていき、無理をしないこと。腕を上げるのが難しければ、足だけ上げてもOK

腹筋を意識してV字に足を上げた状態で腕を左右、上下、斜め上・下に広げ、目線をジャンプさせる基本❹の跳躍性眼球運動をおこなう

応用❾ プランク

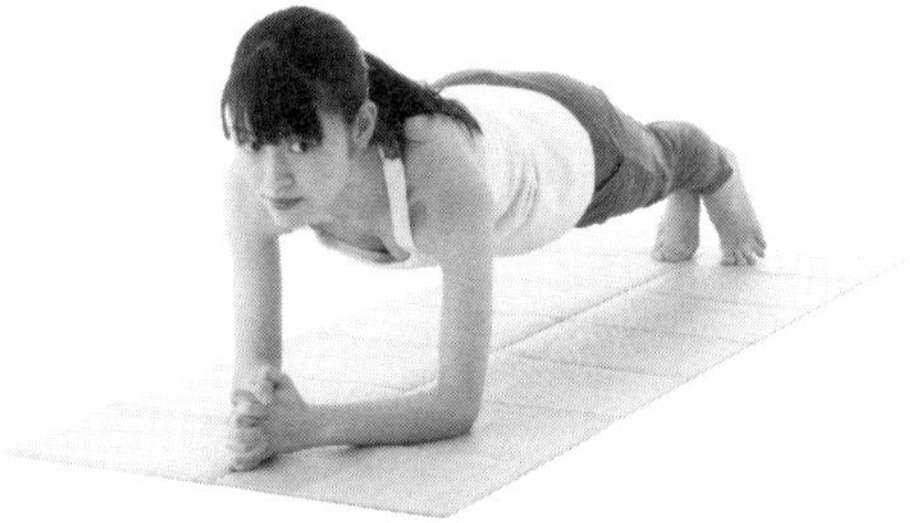

ポイント
腹筋を意識し、お尻が下がらないように注意

❶ひじ下と足先だけで体を支える(「プランク」のポーズ)を取る
❷のポーズのまま、目線を上下、左右、斜め上・下にジャンプさせる基本❹をおこなう

応用❿ 猫のポーズ

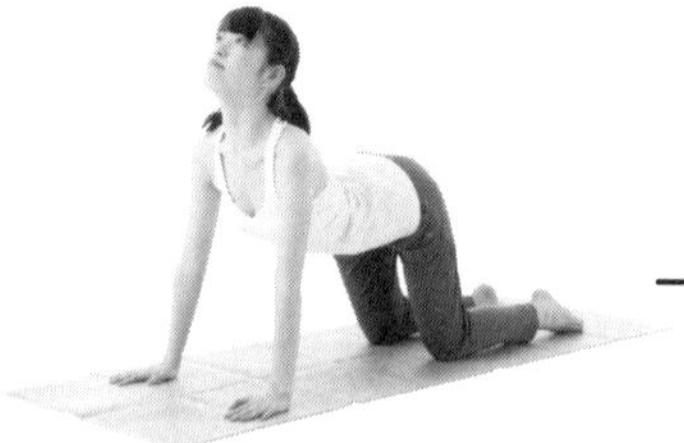

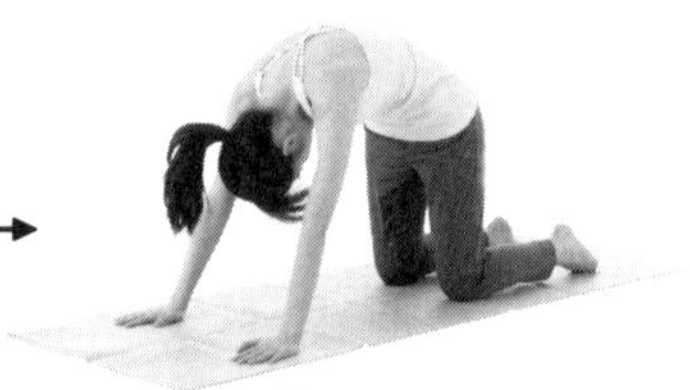

❶四つん這い状態でぐーっと胸をそらして上を向き、眼球を左右、上下、斜め上・下に動かす基本❹をおこなう
❷次に下を向き、同様に眼球を動かす

ポイント
❶で上を向くときは、肩甲骨を寄せ、視線は遠くのほうに。❷で下を向くときは肩甲骨を離してアゴを引き、眼はおへそあたりを見るように背中を意識する。背骨の柔軟性を高め、神経の通りがよくなる

車酔いがなくなった！

大久保ひろみさん（39歳）

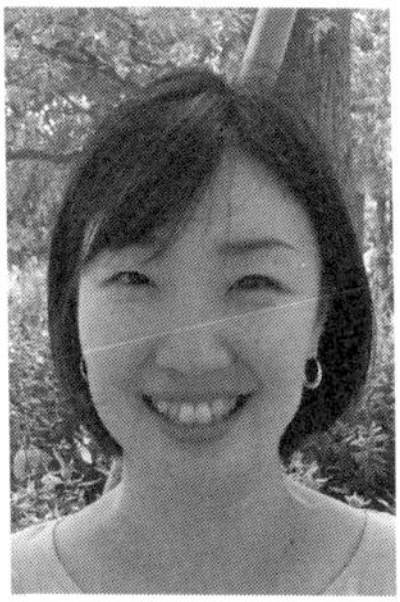

これまでは車の助手席で携帯をちょっと見るだけでもすぐに酔ってしまい、メールの返信も地図を見ながらのナビもできなかったのですが、トレーニングを始めて半年くらいでまったく酔わなくなり、今では本も読めるほどになりました。

さらに、追従性眼球運動と跳躍性眼球運動をそれぞれ10往復ずつくらいゆっくりしてから寝ると、悪い夢を見ないことに気がつきました。就寝前のトレーニングでリラックス効果が得られるからかもしれません。

Part 5

集中力を高める5分間トレーニング

眼を動かすだけでできる ワークシート

ここからは、眼だけでおこなうトレーニングです。腕を伸ばして眼の前30〜40センチのところでこの本を持ち、そのまま使っていただくのでも構いませんし、少し大きめにコピーをして、目線の高さに合わせて壁などに貼って活用していただくのでも構いません。

「ナンバータッチ」などのトレーニングの記録はすべて残しておき、上達の過程を数字で実感することも大切です。正答率やトレーニングを終えるまでの所要時間などを記録してもいいですし、そこまで几帳面にしなくても、カレンダーにトレーニングをした日に丸をつけていくだけでも、毎日の励みになります。

ただし、記録にこだわりすぎるのは禁物。目的はあくまで記録の向上ではなく、眼球運動をよりスムーズにし、視覚機能を高めることです。さらにいえば、モチベーションアップと習慣づけのためでもあります。

また、そもそも記録をつけることが苦手だという人は、それにこだわる必要はないでしょう。記録するという行為自体がストレスになってしまうと、トレーニングを続けにくくなってしまうことも考えられるからです。楽しい気持ちで続けると効果が出やすいです。

無理のないペースで続けているにもかかわらず、あまりトレーニングの効果を実感できないという人もいるかもしれません。そんなときは、少し難易度の高いメニューに変更してみてください。

たとえば、眼球運動のスピードを上げたり、直立状態ではなく歩きながらおこなったりします。バランス感覚をあわせて使うことで、より脳の広い部分を使うトレーニングとなります。バランスを取るために三半規管から眼球運動の筋肉に対して信号が出されるからです。体のバランスを取ることが容易にできるようになると、眼球運動の力はさらにアップします。

（追従性眼球運動）

同じマークをつなぐ線を、右から左、左から右へと眼でたどる。角までしっかりと眼で追うようにする（難しい場合、指を使ってたどってもよい）。

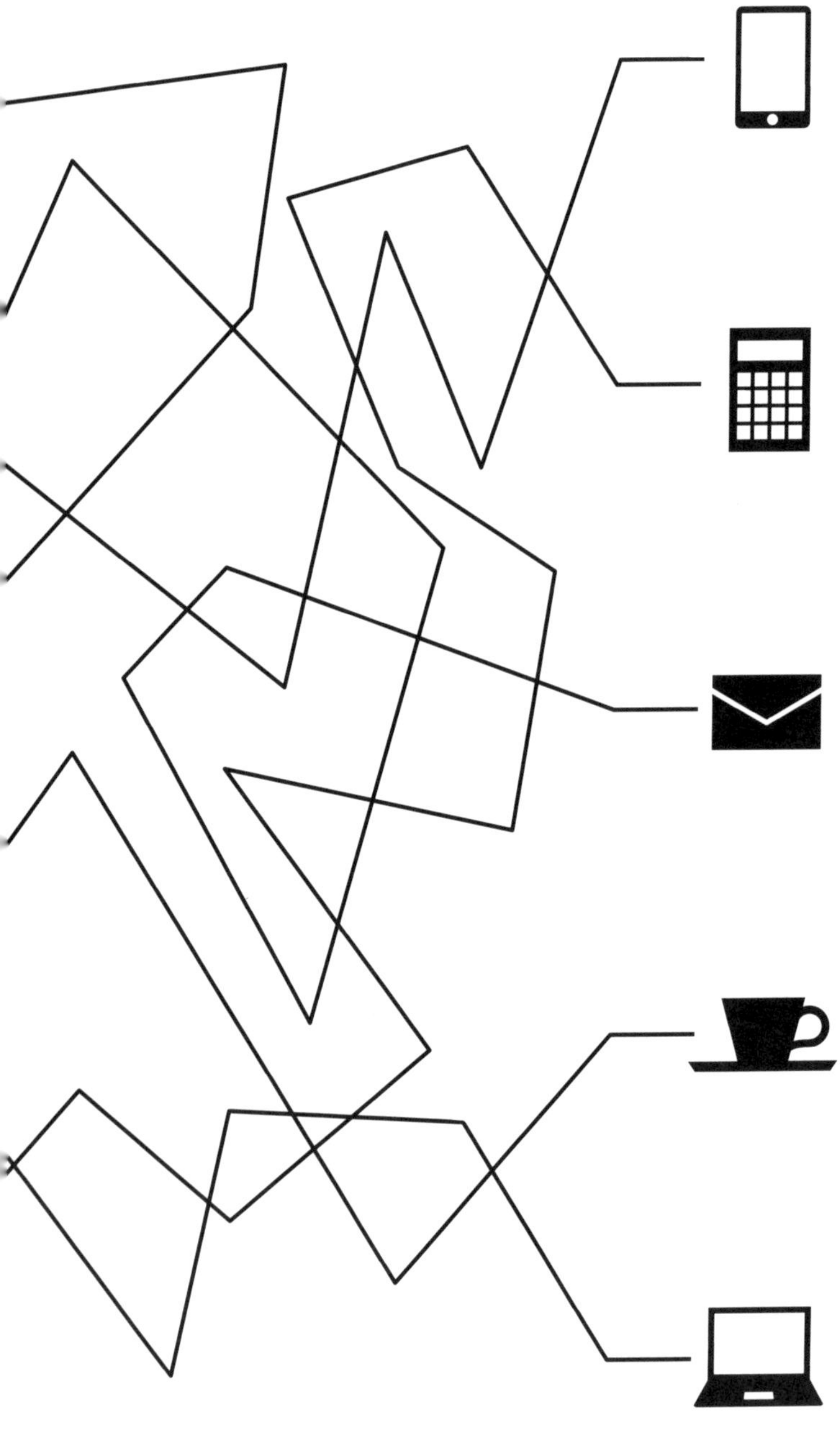

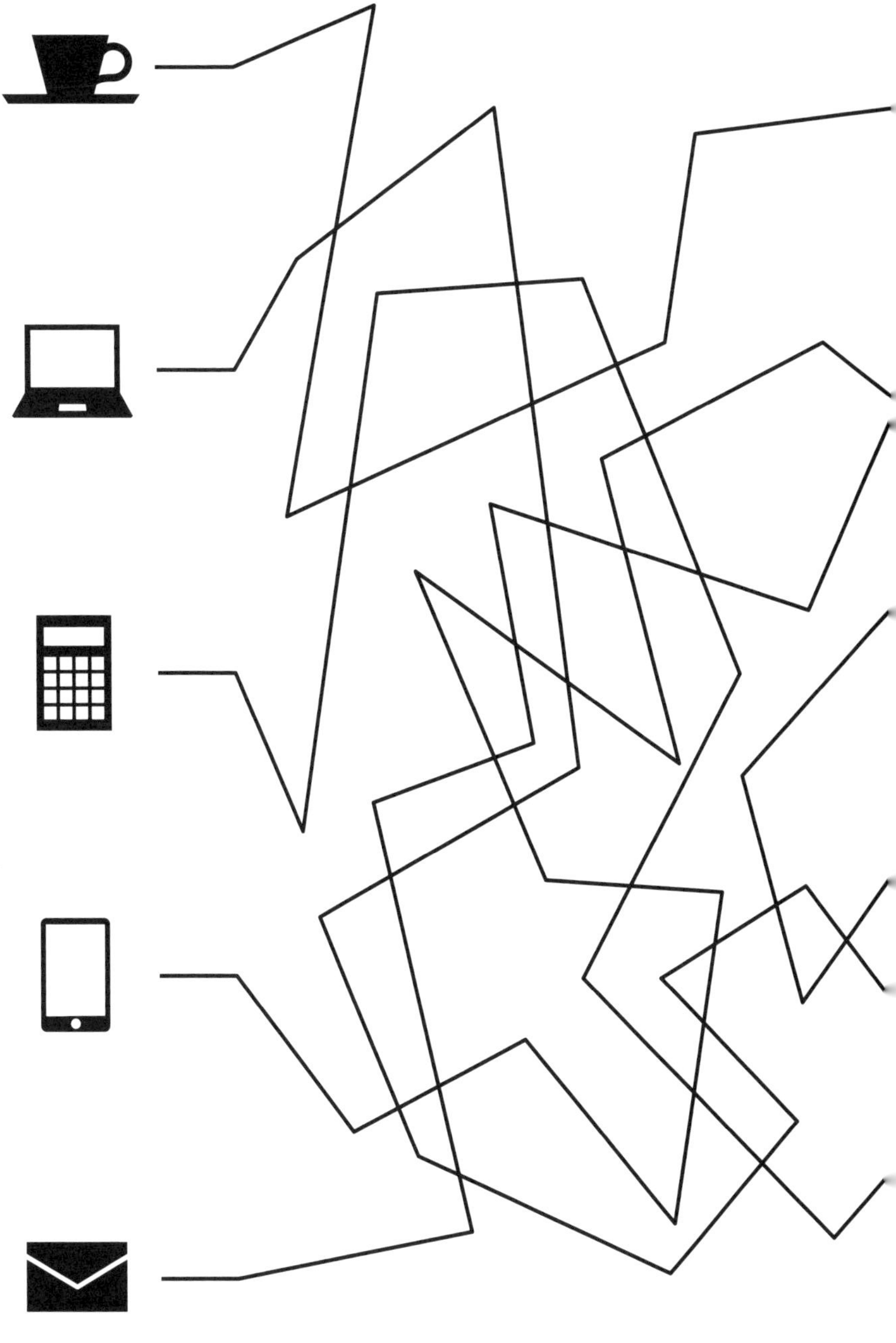

（視空間認知）

基本問題：眼だけを動かしながら、見本A・Bと下の絵を見比べ、それぞれまったく同じ形を探す。いくつあるだろうか?

応用問題：回転させると同じ形になるものを含めるといくつあるだろうか?（答えは次のページ）

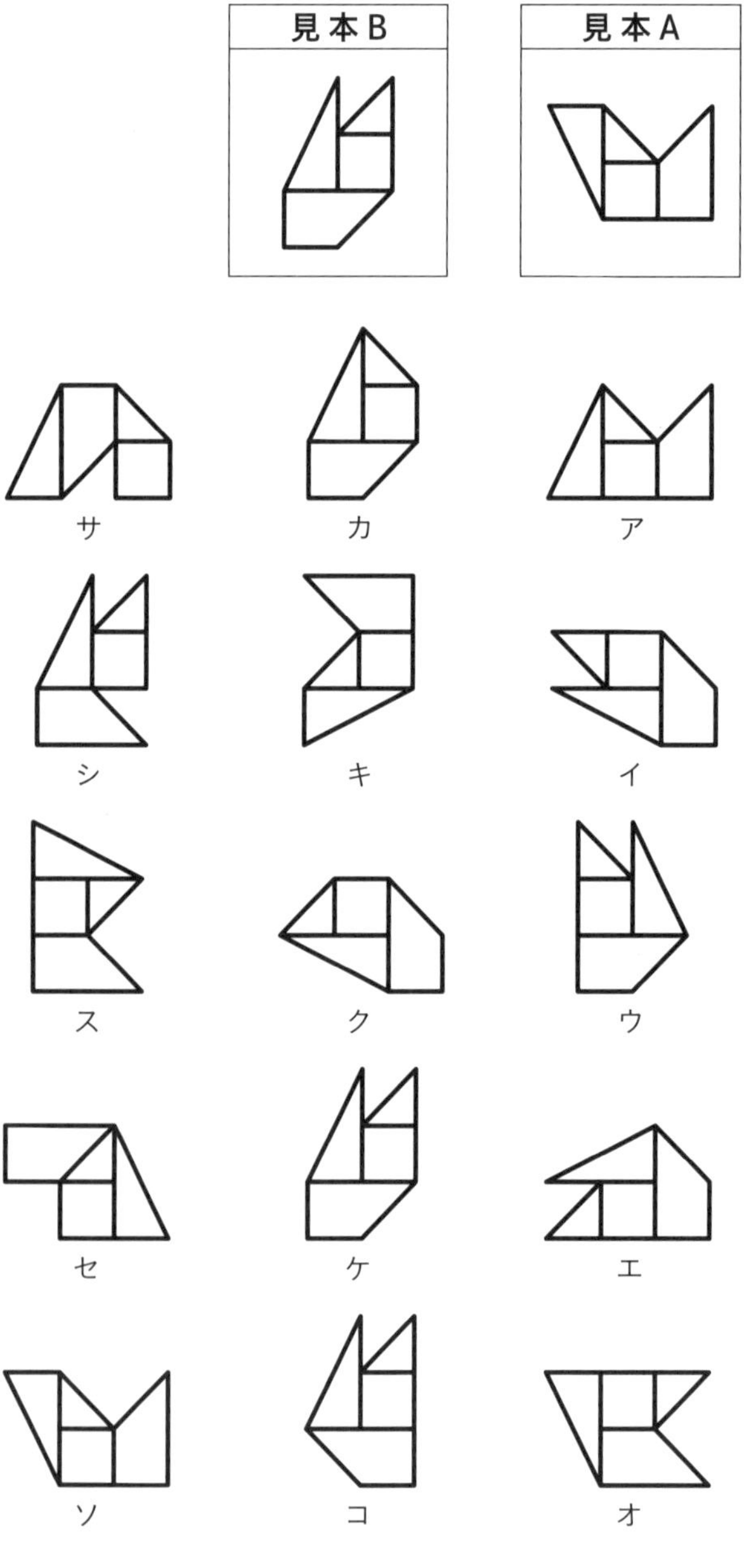

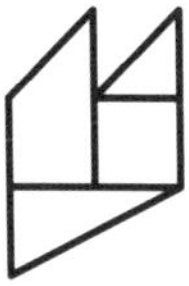
ハ
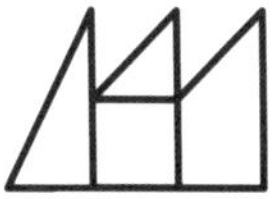
ナ
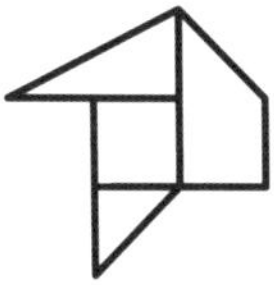
タ
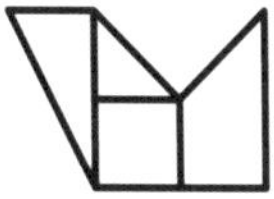
ヒ
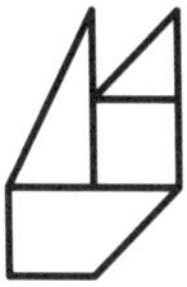
ニ
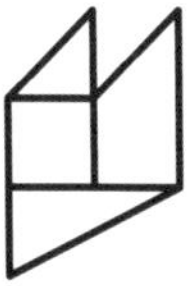
チ
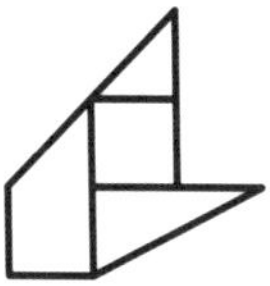
フ
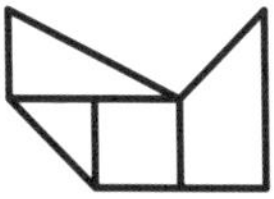
ヌ
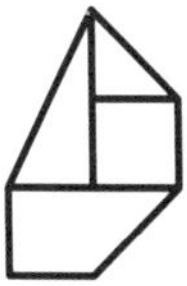
ツ
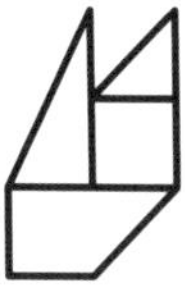
ヘ
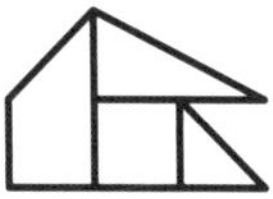
ネ
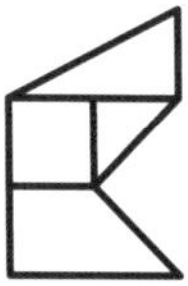
テ
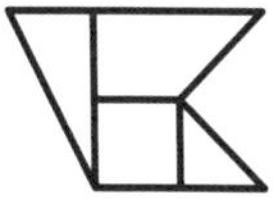
ホ
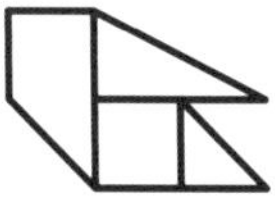
ノ
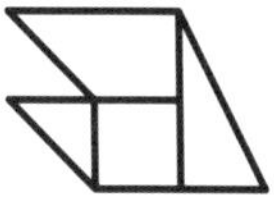
ト

視空間認知

前ページの答え。見本と絵を交互に見比べることが、よい眼球運動になる。

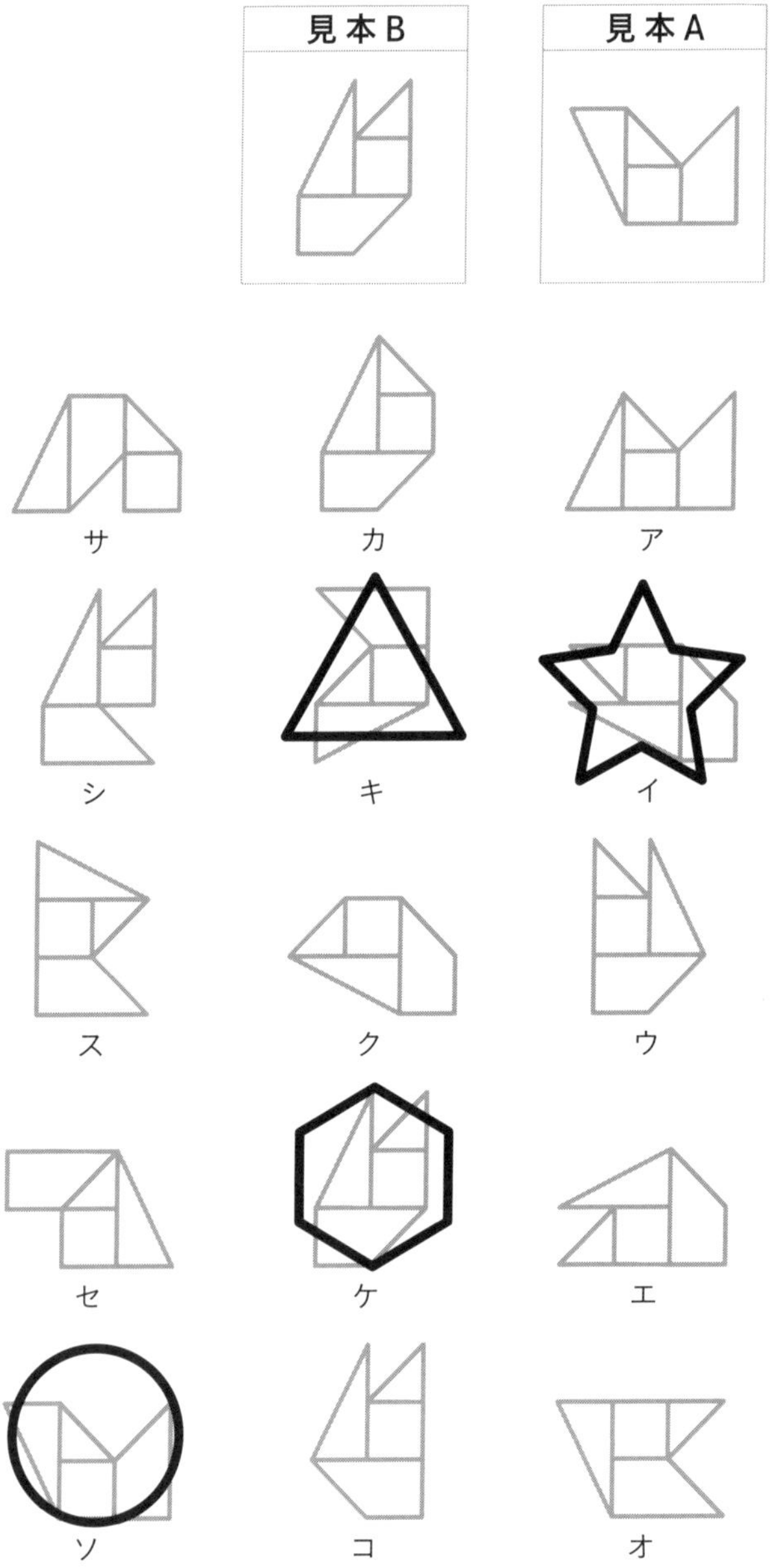

A基本：2つ（ソ・ヒ）
A応用：4つ（キ・ソ・テ・ヒ）
B基本：3つ（ケ・ニ・ヘ）
B応用：5つ（イ・ケ・ニ・ノ・ヘ）

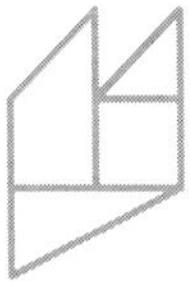
ハ

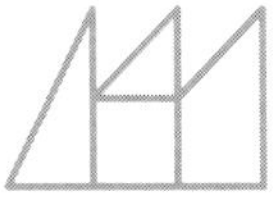
ナ

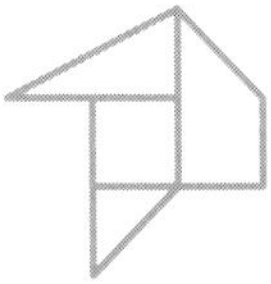
タ

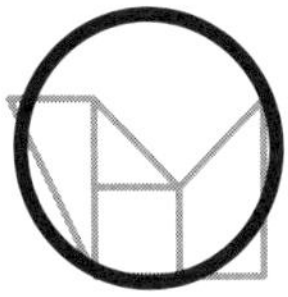
ヒ

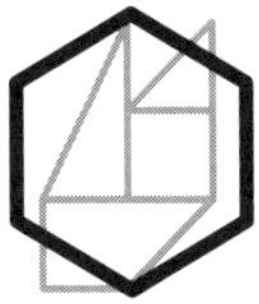
ニ

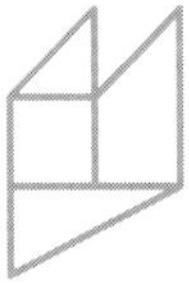
チ

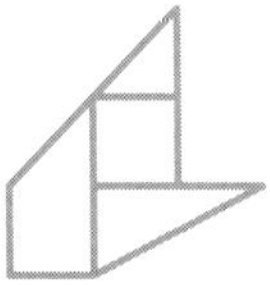
フ

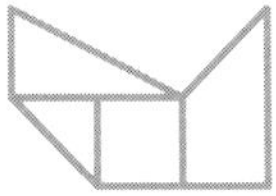
ヌ

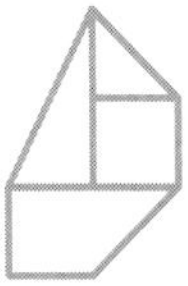
ツ

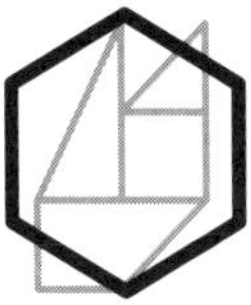
ヘ

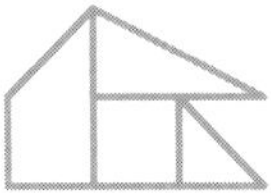
ネ

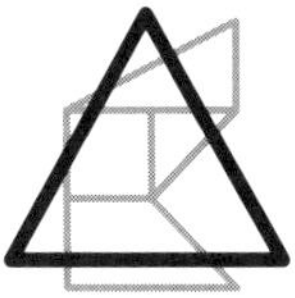
テ

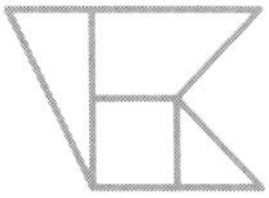
ホ

ノ

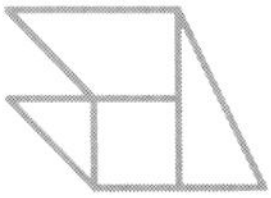
ト

ナンバータッチ〔跳躍性眼球運動〕

①→②→③…と、㉚までの数字を順に追っていく。

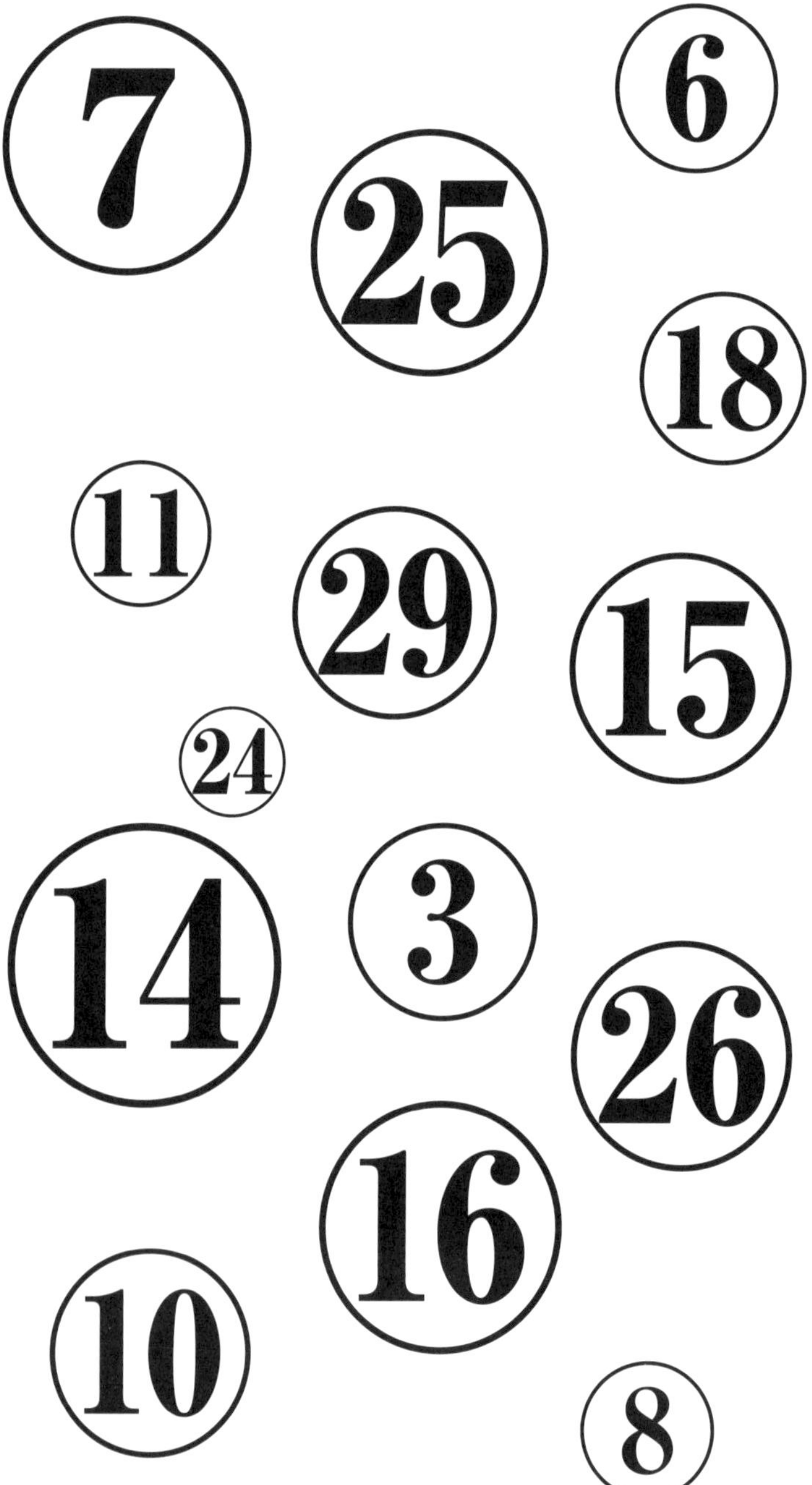

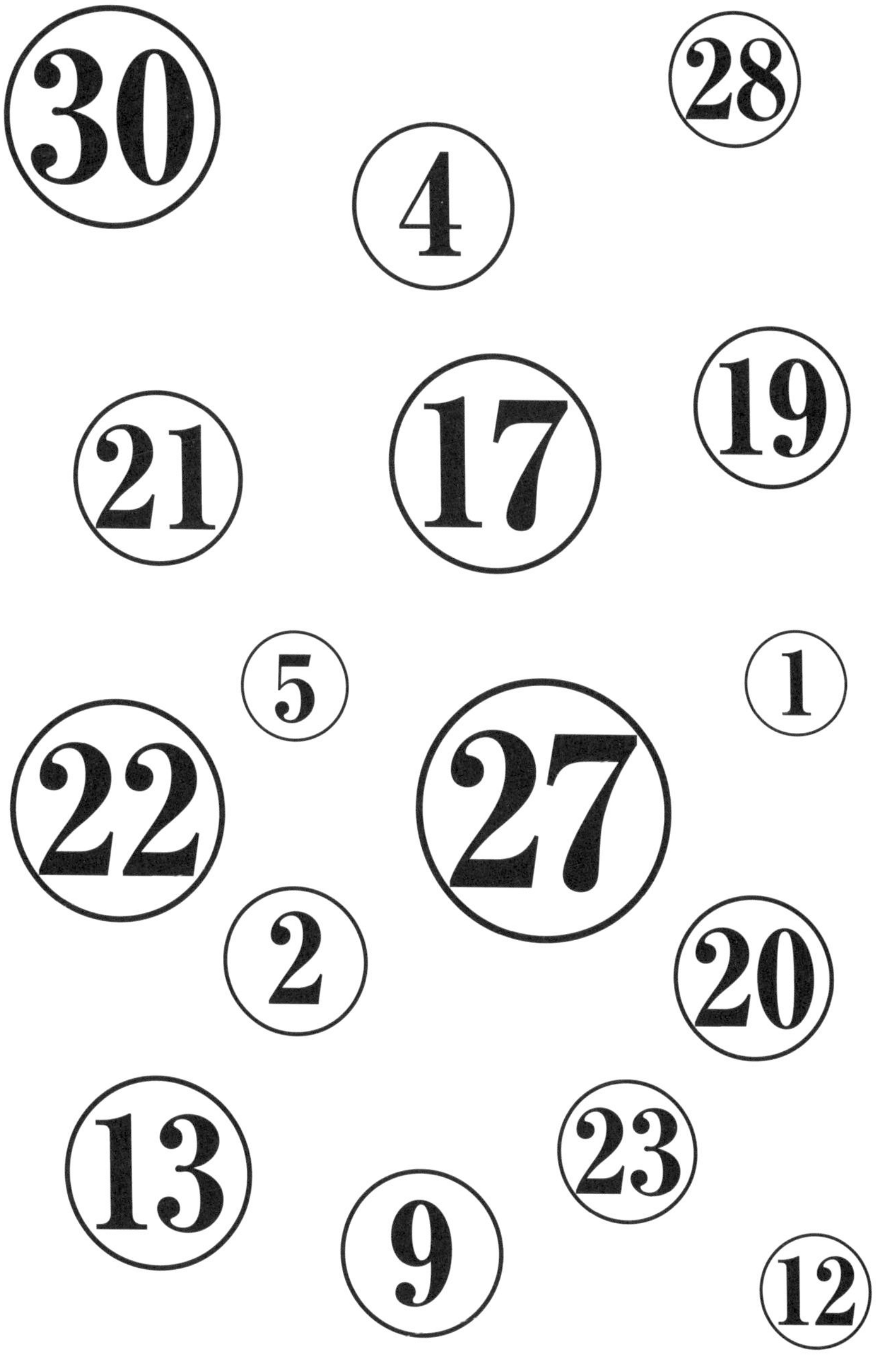
30
28
4
19
21
17
5
1
22
27
2
20
13
23
9
12

ナンバー＆アルファベットタッチ〔跳躍性眼球運動〕

①→Ⓐ→②→Ⓑ→③→Ⓒ…と、数字とアルファベットを交互に探しながら、㉖→Ⓩまで眼だけで追う。

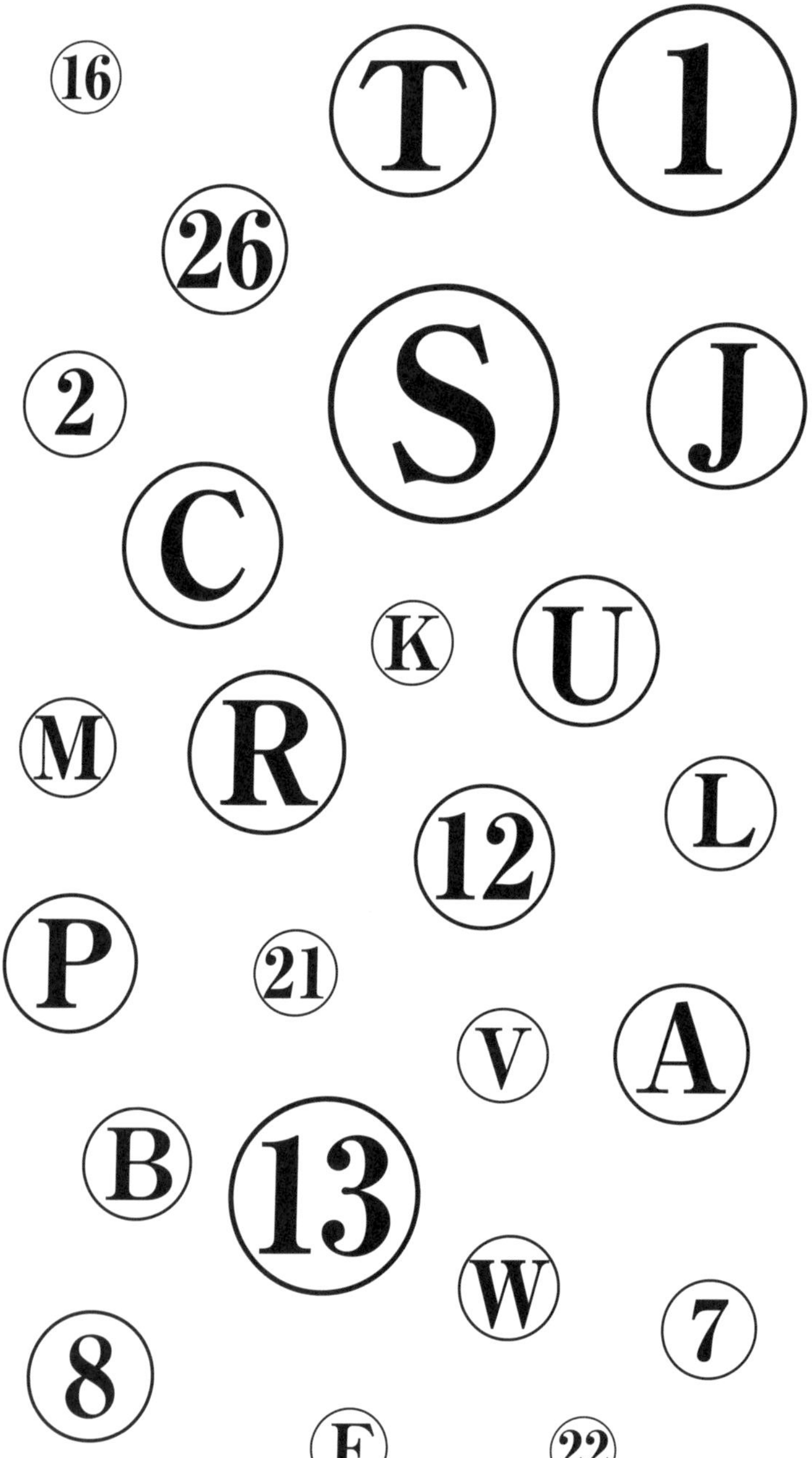

6 I 17

O Z D

H

4

3 11

25

10 Y

24

15 18

9 5 X 23

G N

Q 14

E

19 20

和歌文字タッチ〔跳躍性眼球運動〕

寂↓し↓さ…と、和歌の詞の順に、眼だけを動かして文字を追っていく。

暮　な　立

く

で　寂　が

の　じ

同　も　を

寂しさに
宿を立ち出でて
ながむれば
いづくも同じ
秋の夕暮

秋にいれて

宿夕むば

づしさ出ち

ひらがなタッチ
〔跳躍性眼球運動〕

い↓ろ↓は↓に↓…と、下にあるいろは歌の順に眼で文字を追っていく。慣れたら左ページの他の歌でもトライ。

こ ね け ひ

つ い わ ふ と ろ

て そ く な ち ま

ぬ え は ゑ ら

いろは歌

色は匂へど《いろはにほへと》
散りぬるを《ちりぬるを》
我が世誰ぞ《わかよたれそ》
常ならむ《つねならむ》
有為の奥山《うゐのおくやま》
今日越えて《けふこえて》
浅き夢見じ《あさきゆめみし》
酔ひもせず《ゑひもせす》

うしれりむに
みをもん
おあゐかよ
せゆへすの
たさき
めるやほ

ひふみ祝詞
ひふみ
よいむなや
こともちろらね
しきる
ゆゐつわぬ
そをたはくめか
うおえ
にさりへて
のますあせゑ
ほれけ

鳥啼歌
鳥啼く声す《とりなくこゑす》
夢覚ませ《ゆめさませ》
見よ明け渡る《みよあけわたる》
東を《ひんかしを》
空色映えて《そらいろはえて》
沖つ辺に《おきつへに》
帆船群れゐぬ《ほふねむれゐぬ》
靄の中《もやのうち》

ジャンプ読み〔跳躍性眼球運動〕

「方丈記」の序文を、下のようにタテ方向・ヨコ方向に眼をジャンプさせながら追って、黙読する。

ゆく河の

流れは

絶えずして、

しかも

久しく

ためしなし。

人とすみかと、

ごとし。

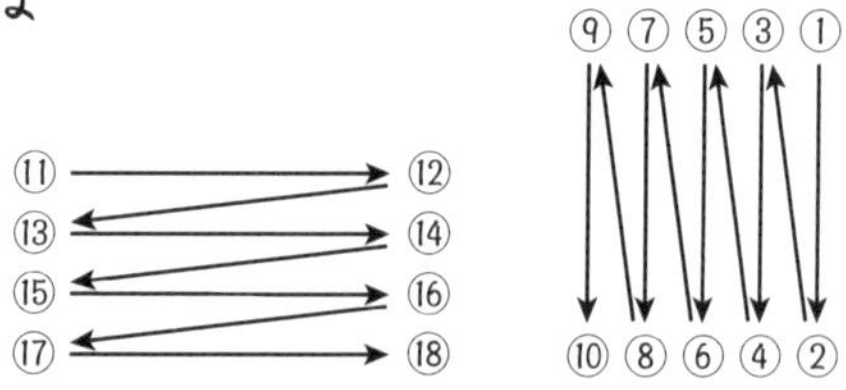

もとの
水にあらず。
よどみに
浮かぶ
うたかたは、
かつ消え、
かつ結びて、
とどまりたる
世の中にある
またかくの

寄り眼と離し眼

寄り眼あるいは離し眼にして、左右の絵を重ね合わせる。できるようになってきたら、本を上下、左右、斜めなどいろいろな方向に動かしてやってみよう。

レベル1

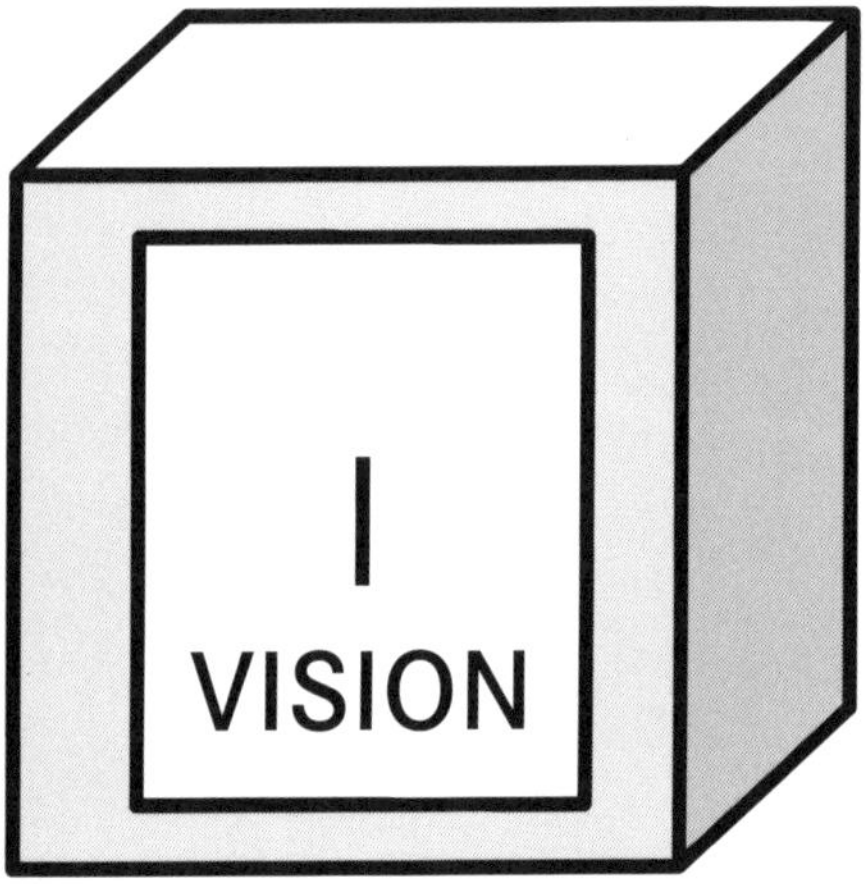

レベル2

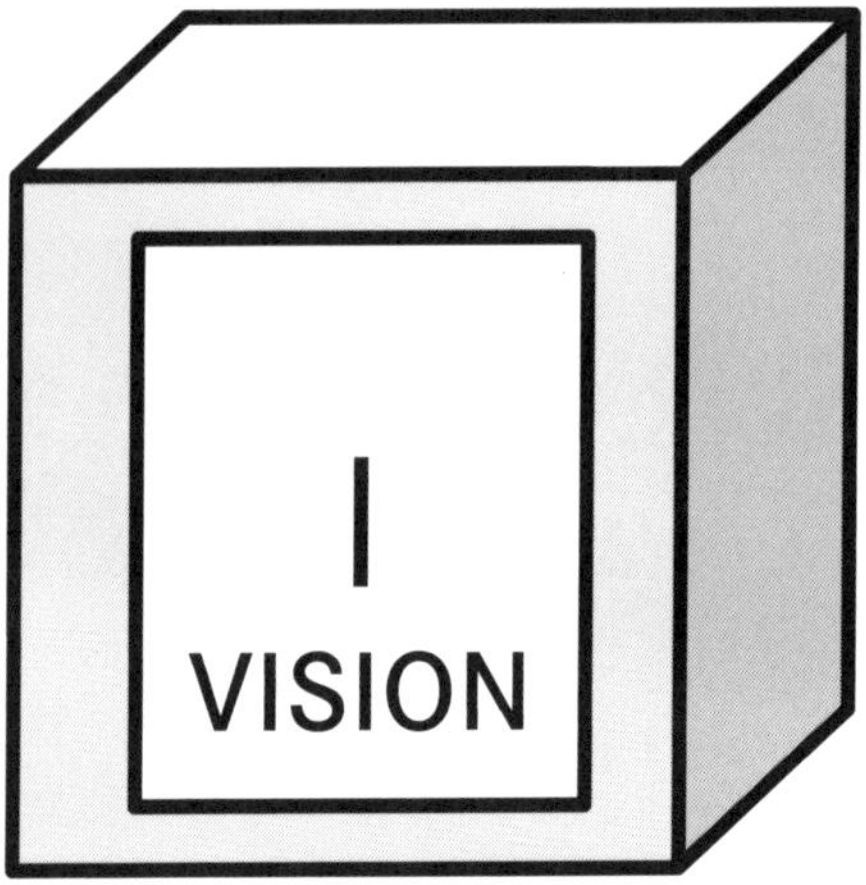

寄り眼

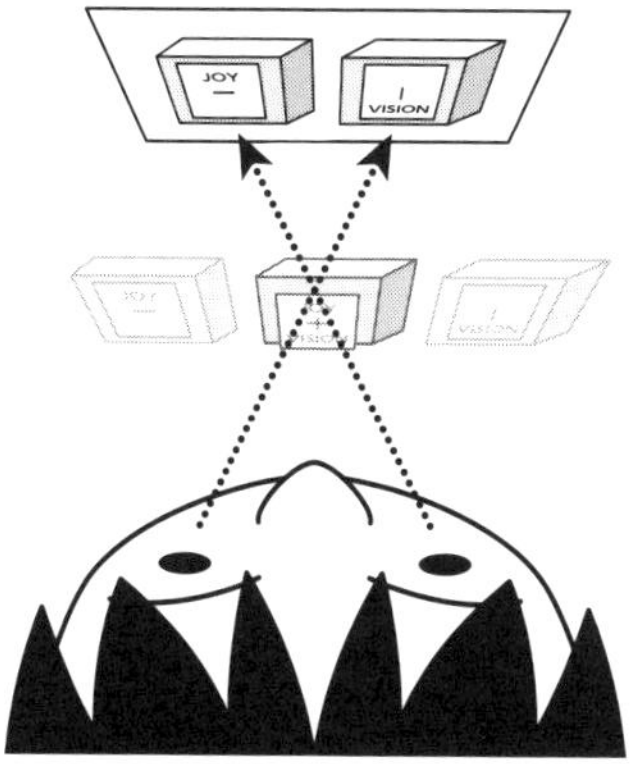

寄り眼にするように、右眼で左の箱、左眼で右の箱を見ると、絵が重なって手前に飛び出し、中央には十が見えてくる。本よりも近い点を見る感じでおこなうのがコツ。真ん中に箱が飛び出し、絵が3つに見える。

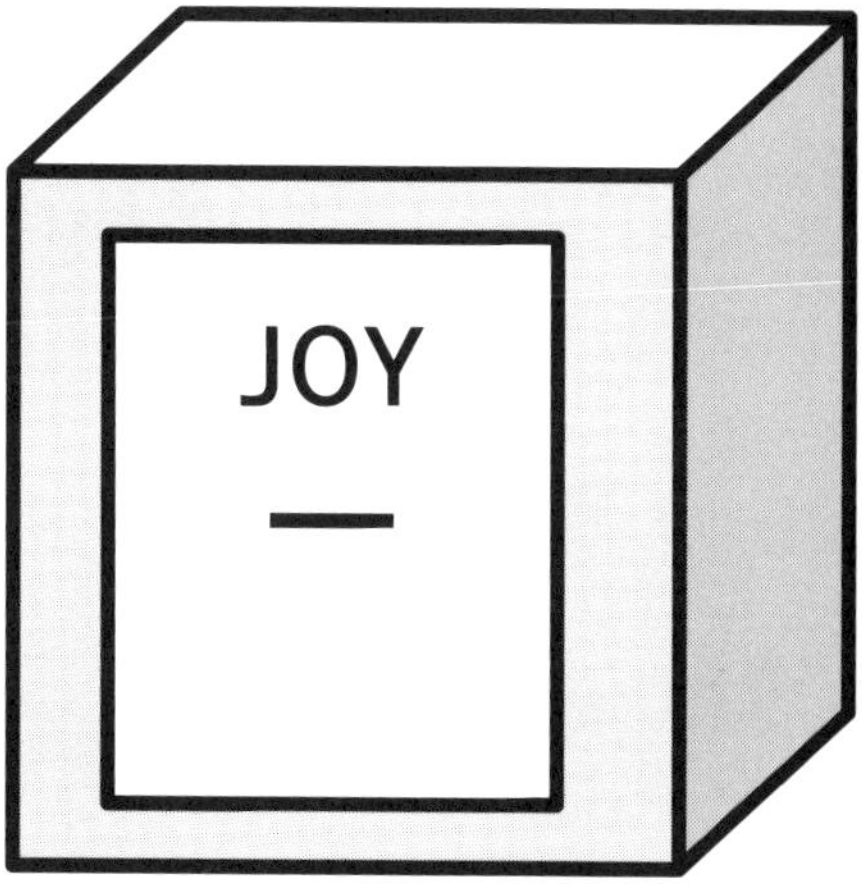

離し眼

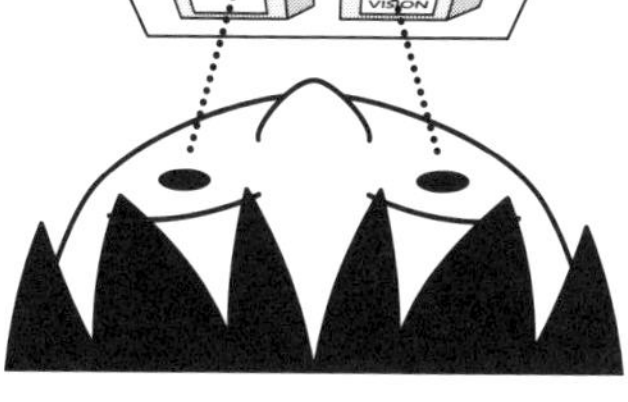

目線を離すように、右眼で右の箱、左眼で左の箱を見る。絵が重なって本より奥まって見え、中央には+が見えてくる。本よりも遠い点を見る感じでおこなうのがコツ。真ん中に箱が沈み、絵が3つに見える。

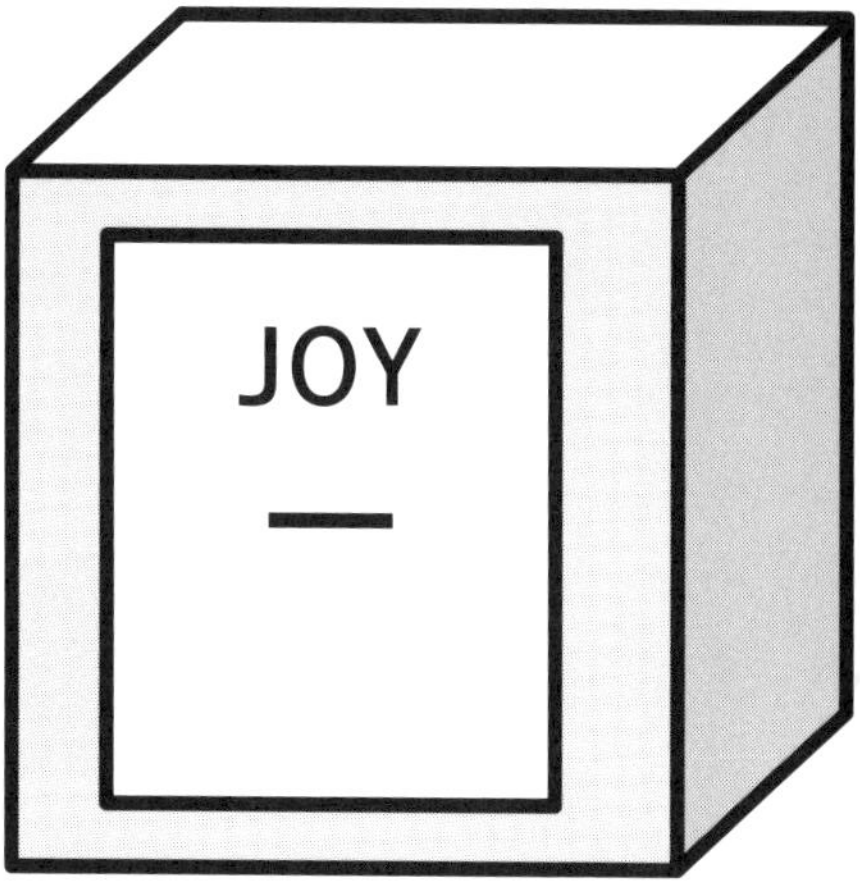

視野広げ❶

本をなるべく眼に近づけ、中央の星を見ながら、周辺の文字にも意識を広げていく。字がはっきり見えなくても、ぼーっと認識できるくらいでよい。

明

治

憩

笑

好

休

楽

弛

寝

柔

晴
眠
歓
歌
美

和
癒
伸
喜
快

視野広げ❷

本をなるべく眼に近づけ、中央の星を見ながら、周辺の動物にも意識を広げていく。
前ページと同様、はっきり見えなくてもいい。

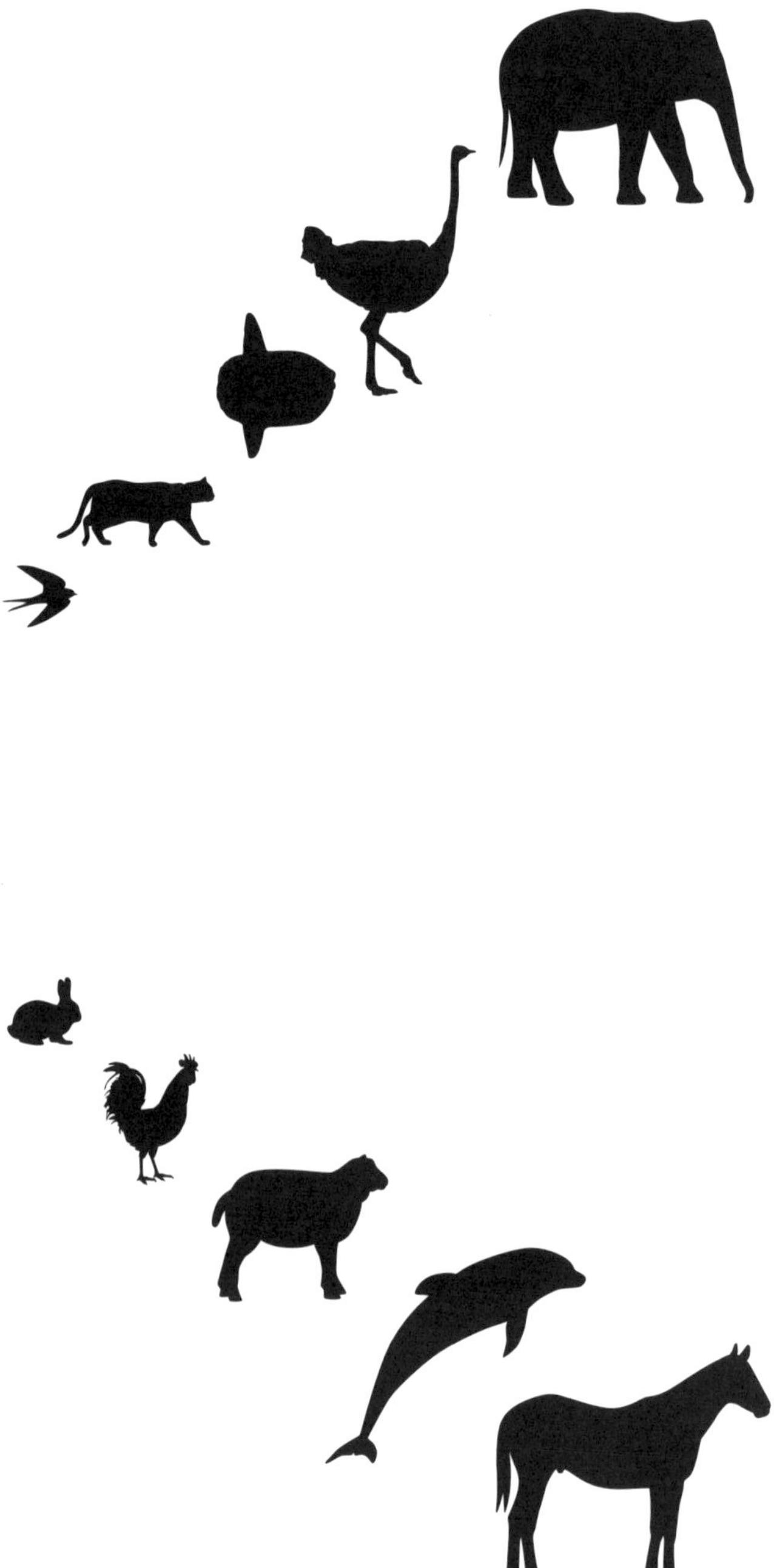

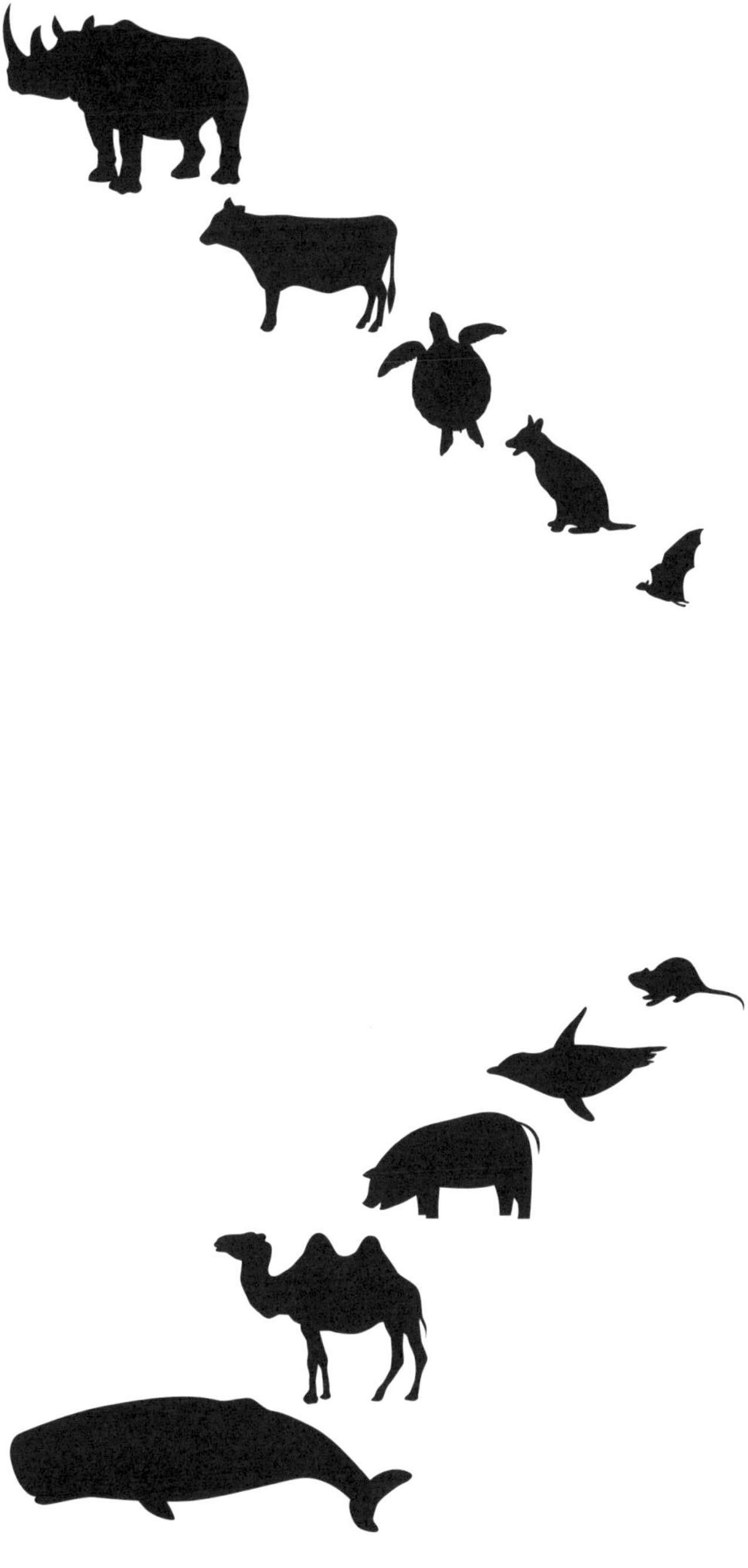

指立て体操

頭は動かさず、眼だけでイラストを追いながら、手で同じように指を立ててみましょう。

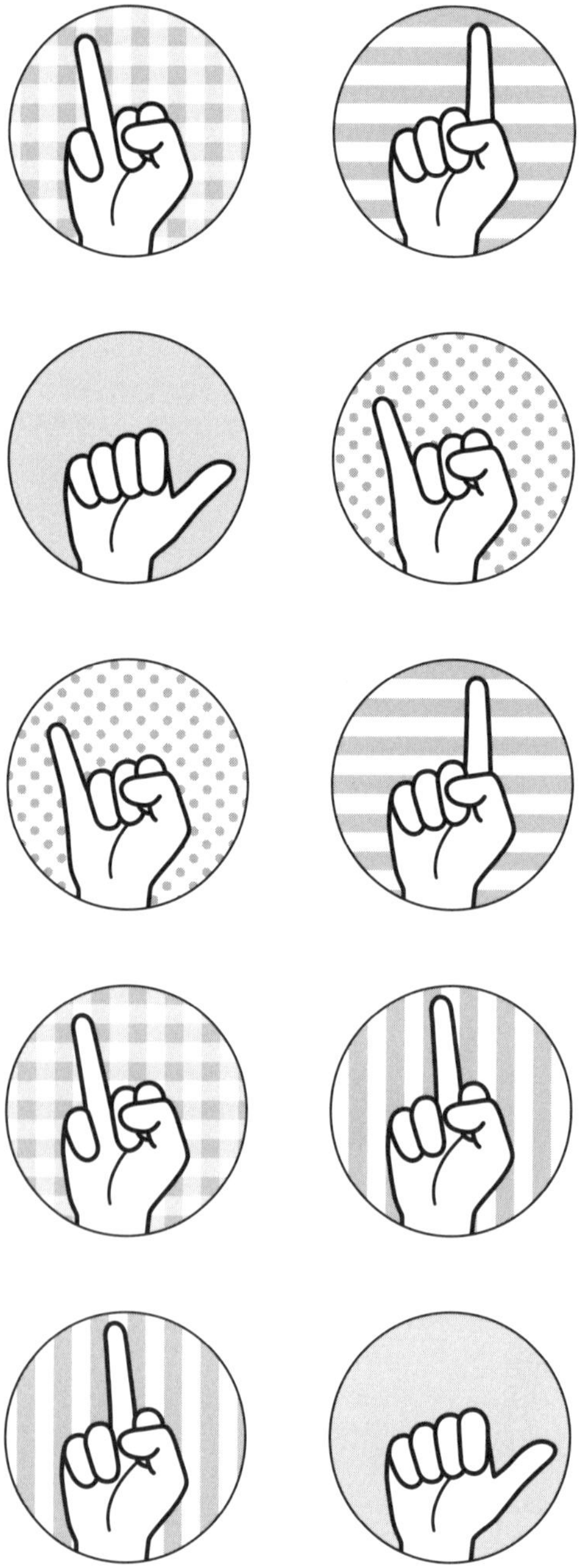

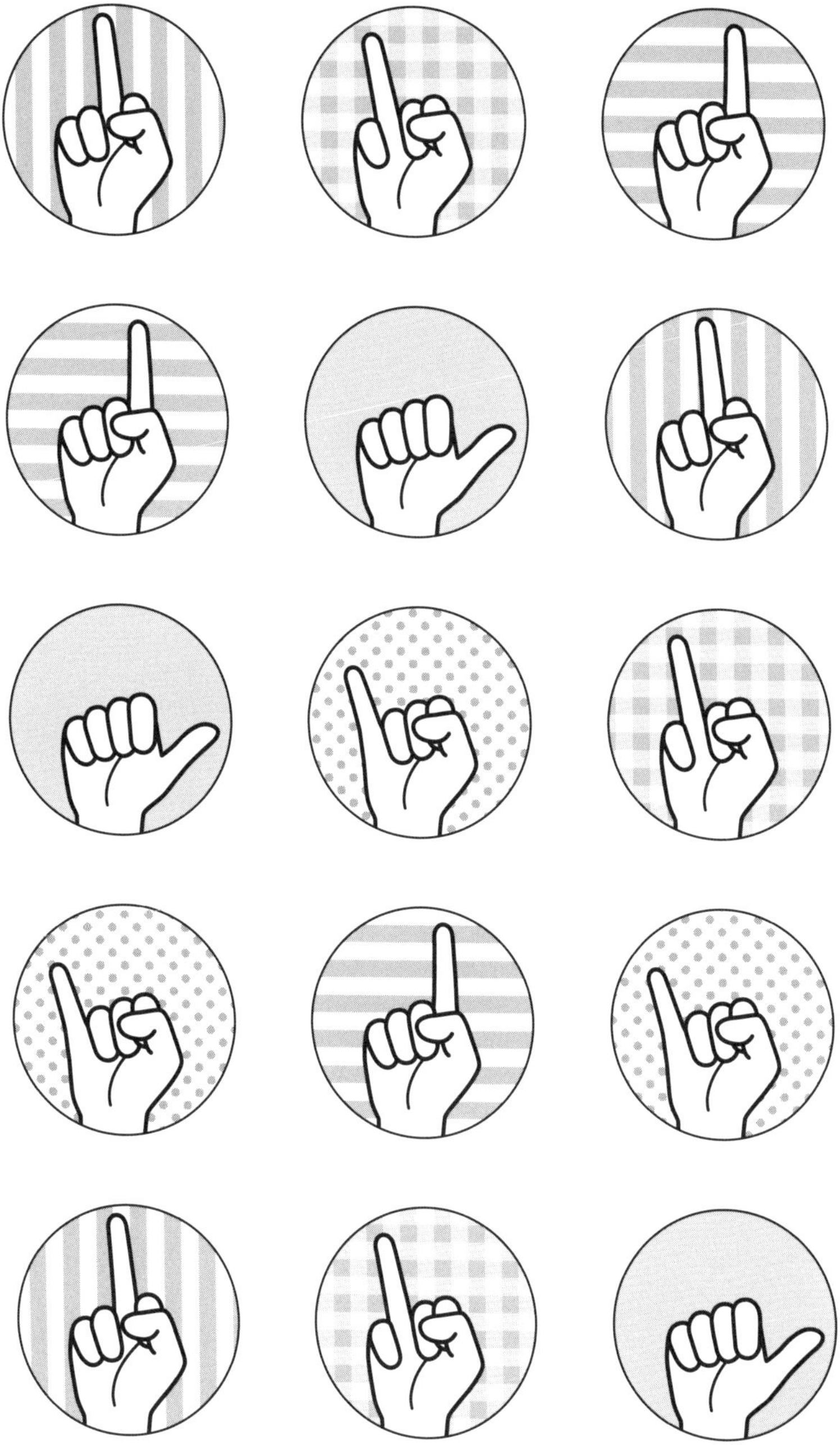

自分の生活リズムに合わせたトレーニングを

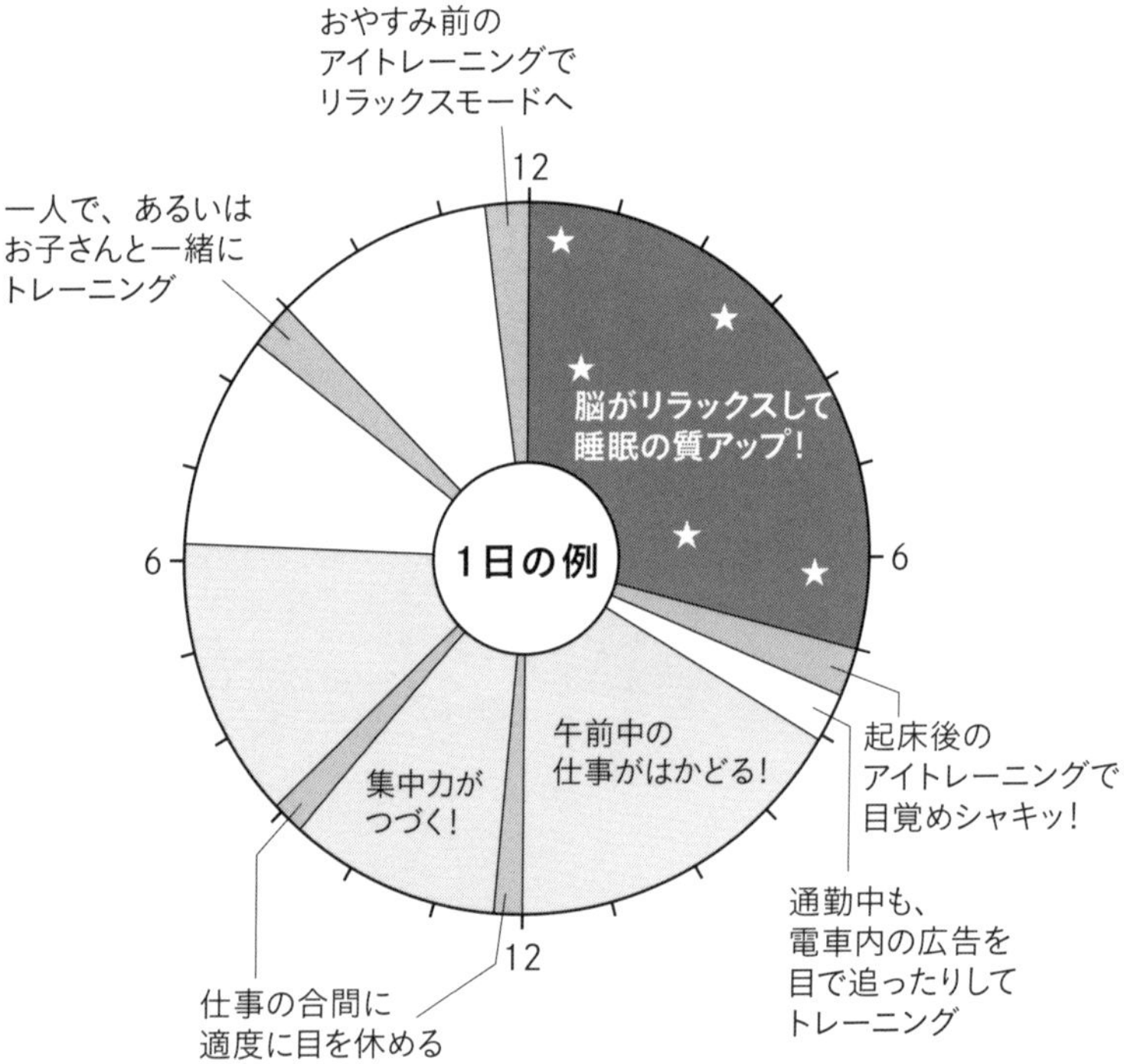

起床後、日中、就寝前など、自分のライフサイクルに合わせたトレーニング習慣をつくりましょう。毎日数回おこなえば、集中力やメンタル効果が一日中続きます。

あとがき

２０１９年10月末に、突然胸の痛みが生じ、私は急性心筋梗塞で緊急入院しました。

手術をする前に医師から、「５人に１人は亡くなる病気です」と言われて、生まれて初めて、文字通り死と向き合う経験をしたのです。

手術を終えるまでの間、私はこう強く想い続けていました。

まだ死ぬことはできない。

まだビジョントレーニングを必要な人に伝えられていない。

病気が治ったら、もっと多くの人たちに伝えたい――と。

私自身、幼いころに「視る力」の弱さから不便を抱えていて、今思うとコンプレックスや自己否定感を持っていました。同じように「視る力」が原因で、苦しい思いをしている子どもやその親御さんたちの気持ちを軽くしたい。

こう願いながら、闘病生活を送っていたのです。そして17日間の入院生活ののち、無事に退院することができました。

その後、すぐにこの本の出版が決まり、何か不思議な縁のようなものを感じていました。まだまだ私にできるミッションがあるのだということを、以前にも増して意識するようになりました。

仕事が思うようにうまくいかないビジネスパーソンの方々、加齢による眼の衰えに直面して気落ちしている中高年の方、子どもが苦手意識を持っていることに向き合い、親子で試行錯誤を重ねている方……。この時代を生きている多くの人の悩みに、ビジョントレーニングは応えてくれるでしょう。

ちょっとしたことで、自分は何事もうまくできないんじゃないか、ダメな人間なのではないか、などと思い込んでしまうことは誰にでもよくあります。私もかつてそうでした。ビジョントレーニングを始める前は、劣等感のかたまりといってもいいほど、自分に自信が持てませんでした。

今でも人よりも苦手なこと、うまくできないことはたくさんあります。ただ、そのことで劣等感を感じることはなくなりました。

少し落ち込むようなことは毎日のようにありますが、ビジョントレーニングを習慣にしていれば、長く気分が落ち込むようなことはなくなりましたし、誰でも得意なことや苦手なことがあると、ポジティブに考えられるようになったのです。さらに、苦手なことでも少し続けてやってみることで、克服できることもあると気づきました。どうしてもできないことは、人に頼ってもよいのですから。

人は苦手なことがあってもいいと、今でははっきり言えます。村田諒太選手のようにプロボクシングの世界チャンピオンになれとか、とんでもなく困難なことをやれ、と言われても難しいですが、本書でご紹介したビジョントレーニングのように、コツコツと日常的に実践することで、毎日を楽しく過ごせるようになる方法はたくさんあるのかもしれません。

ほんの少しでも、今より何かができるようになる。ほんの少しでも、何か気持ちが楽になる。そんな小さな一歩を積み重ねていくことが、人生における大きなきっかけにつながります。

これまでビジョントレーニングを熱心に受けてくださった方々、日本、アメリカでビジョントレーニングを私に指導してくださった先生方、一緒にビジョントレーニングの指導に携わる仲間たち、本書にご尽力いただいた光文社の三野知里さん、また、いつも家族としてサポートしてくれている妻の美紀、息子の浩人、娘のみゆに、深く感謝いたします。本当にありがとうございます。

みなさまにとって本書が、そんな小さな一歩を踏み出すきっかけとなれば幸いです。

２０１９年12月吉日

北出　勝也

参考文献

『ケーキの切れない非行少年たち』宮口幸治（２０１９年、新潮新書）

『脳から見た日本精神』篠浦伸禎（２０１９年、かざひの文庫）

『アタマがみるみるシャープになる!!　脳の強化書』加藤俊徳（２０１０年、あさ出版）

『「めんどくさい」がなくなる脳』加藤俊徳（２０１７年、ＳＢクリエイティブ）

Joy Vision 名古屋
（近藤メガネ相談室）
愛知県名古屋市熱田区南一番町2–2
（熱田高校西・愛知機械南）
TEL：052–654–5580
http://kondomegane.com

わかたびじょん
愛知県名古屋市緑区若田1丁目212番地
キャッスルビューティー1F
TEL：052–613–8547
http://www5d.biglobe.ne.jp/~wakata/jidouday/wakatavision.html

Joy Vision 京田辺
（サポーツ京田辺）
京都府京田辺市河原御影30–8
新田辺デパート2階
TEL：090–3941–1316
http://www.shokokai.or.jp/26/joyvisionkyotanabe/index.htm

Joy Vision 茨木
（オプトアイランド）
大阪府茨木市舟木町1–7–101
（オプトアイランド内）
TEL：072–633–0210
http://joyvisionibaraki.client.jp/top.htm

Joy Vision 南但
兵庫県養父市上野1000
TEL：079–660–3017
https://joyvision-nt.jp

Joy Vision 奈良
（オプト松本）
奈良県橿原市常盤町495–1
TEL：0744–35–4776
http://www.joyvision-nara.com/joyvision.html

Joy Vision させぼ
（尚時堂）
長崎県北松浦郡佐々町本田原免73–3
TEL：0956–63–2235
http://www.shojido.com

Joy Vision 大分
（メガネの豊福）
大分県臼杵市本町5組
TEL：0972–62–2970
http://www.toyofuku.8cho.net/

Joy Vision 宮崎
（伊東金銀店・佐々木コンタクト）
宮崎県宮崎市村角町438–3
TEL：0985–20–0488
http://www.prop-ito.com

視覚機能の専門家がいる機関

視機能トレーニングセンター Joy Vision（ジョイ・ビジョン）
兵庫県神戸市中央区三宮町3-1-7（服部メガネ内）
TEL：078-325-8578　https://visiontraining.biz/

Joy Vision 札幌
北海道札幌市北区北7条西5丁目6-1　ストークマンション札幌1008号
TEL:070-5287-3600
http://angel-ring.jp

Joy Vision 岩手
（スマイルメガネ研究舎）
岩手県盛岡市大通り2-8-14
MOSSビル2F
TEL：019-625-1242
https://horizon-silver.jp

Joy Vision 新潟
（メガネのいたば店内）
新潟県長岡市来迎寺3944
TEL：0258-92-5055
http://www.joyvision-niigata.com

Joy Vision 福井
（メガネのホープ）
福井県鯖江市住吉町3-14-31
TEL：0778-42-7571
　　090-3887-1089

飯田覚士ボクシング塾ボックスファイ
東京都中野区弥生町6-10-11　弥生町ビル6F
TEL：03-3384-3104
https://www.boxfai.com/index.html

Joy Vision 横浜
（アイケアシステム）
神奈川県横浜市港北区綱島西3-1-18
ローレンシアハイツ1F
（アイケアシステム内）
TEL：045-543-1071
http://joyvision-yokohama.com

Joy Vision 富士
（メガネの博宝堂）
静岡県富士市吉原2-4-5
TEL：0545-52-1841
http://www.opt-hakuhodo.com/joyvision/

Joy Vision 愛知
（メガネの井上）
愛知県東海市富木島町向イ147-1　花井ビル1F
TEL：052-601-5810
https://jvaoptinoue.client.jp

北出勝也（きたで・かつや）

一般社団法人視覚トレーニング協会代表理事。視機能トレーニングセンターJoyVision代表。

実家の神戸の眼鏡店を継承するため、関西学院大学を卒業後、渡米。1999年に米国オレゴン州のパシフィック大学オプトメトリー大学院を卒業、ドクターオブオプトメトリー（検眼士）を取得。帰国後、同年、視機能トレーニングセンターJoyVisionを神戸に開設。現在まで約5000人の学習不振の子どもたちから大人、高齢者の視覚機能の検査、トレーニング指導に携わる。東京都練馬区、千葉県鴨川市、福岡県飯塚市の教育支援アドバイザー、兵庫県立特別支援教育センター巡回相談員も務める。

2009年、一般社団法人視覚トレーニング協会設立。代表理事を務める。全国で視覚機能トレーニングの指導者養成に携わる。

2015年からプロボクサー村田諒太選手に視覚機能トレーニングを指導。現在まで数多くのスポーツ選手の指導に携わっている。

『学ぶことが大好きになるビジョントレーニング』（図書文化社）、『発達の気になる子の 学習・運動が楽しくなる ビジョントレーニング』（ナツメ社）など著書多数。

JoyVisionホームページ　https://visiontraining.biz

メールアドレス　info@joyvision.biz

米国《べいこく》ビジョントレーナーが教《おし》える

眼《め》を動《うご》かすだけ1分《ぶん》間《かん》超《ちよう》集《しゆう》中《ちゆう》法《ほう》

2020年1月30日　初版第1刷発行

著　者　北《きた》出《で》勝《かつ》也《や》

発行者　田邉浩司

発行所　株式会社 光文社
〒112-8011 東京都文京区音羽1-16-6
電話 編集部 03-5395-8172
書籍販売部 03-5395-8116
業務部 03-5395-8125
メール non@kobunsha.com

落丁本・乱丁本は業務部へご連絡くだされば、お取り替えいたします。

組　版　萩原印刷

印刷所　萩原印刷

製本所　ナショナル製本

ISBN978-4-334-95136-8